No Good

A Story of Medicine, Murder Accusations,
and the Debate Over How We Die

Deed

死亡的视线

医学、谋杀指控与临终抉择争议

〔美〕刘易斯·M.科恩 著　孙伟 译
Lewis M.Cohen

北京时代华文书局

仅以此书献给我心爱的、富有远见卓识的妻子琼·贝索夫，以及我们家两个健壮的儿子，齐克和杰克。

好心没好报。

——克莱尔·布思·鲁斯 [1]

———————————

[1]　克莱尔·布思·鲁斯（Clare Boothe Luce，1903—1987），美国作家，政治人物。写作范围涵盖小说、戏剧、战争报告，代表作为戏剧《女人》。——本书注释如无特殊说明，均为译者注。

作者的话

　　我想从一开始强调一下，本书的焦点是围绕着临床程序和被大多数权威机构、医学组织视为既合法又道德的医疗决定的指控。本书关注的并非关于护士和医生，诸如杰克·凯沃尔基安 ①，他支持安乐死的实行（在全美国是非法的），甚至也不是关于医师协助自杀（当前，仅在俄勒冈州和华盛顿州合法，如果下级法院的决定得到支持的话，还可以算上蒙大拿州）；本书也并非关注如卡特里娜飓风袭来时新奥尔良州的灾难，飓风摧毁了纪念医院，让医护人员身处孤岛，与世隔绝，没有基本的资源为受苦的与临终的病人提供照顾。本书关注的也不是心理变态的医学专家，他们的真面目是连环杀人犯。这些各自独立的议题，都与本书有关，也

---

① 杰克·凯沃尔基安（Jack Kevorkian, 1928—2011），美国医生，病理学家、安乐死推广者。曾协助病人自杀，多次遭到谋杀指控，绰号"死亡医生"，他的故事已被拍为传记电影《死亡医生》（*You Don't Know Jack*）。

会被触及，却不是本书的中心。

　　我主要关注的是那些好心的临床医生，他们相信自己是在提供临终关怀，之后却惊讶地发现自己被指控谋杀或者是给病人实施安乐死。我书写的是关于医疗护理业专家的故事，他们体贴地撤掉或是拒绝提供维持生命的治疗手段，给病人止痛剂以减轻其痛苦。我也同样关心控诉他们的人——主要是专业上的同事，但有时也不乏病人家属，在他们看来，现代医学评判病人的生命质量太过匆忙，这种不惜以加速病人死亡为代价减轻病人的痛苦的做法不合时宜，他们对此很是懊丧。

目　录

第一章　前来敲门的警察

2001 年 1 月，一个狂风大作的星期三晚上，两名警察咣咣敲着埃米·格利森家的房门。埃米刚结束医院里十二个小时的轮班，正在家中疲惫而机械地准备晚餐。两名警察块头挺大，当他们介绍自己时，气氛紧张到一触即发。

"警察就在我家前门——因此，有些愚蠢地，我邀请他们进来。"数年之后，埃米向我这般解释那命中注定的一天。"从那以后，我学到了许多有关警察的事。首先，别急着邀请他们进你家。其次，当他们请你出门去市中心①时，你不应该答应。"

两名警察随即走进埃米·格利森家的厨房。格利森家的厨房刷成小红莓色，里面摆了个漂白枫木制成的橱柜，看着令人愉悦。两名警察礼貌地谢绝坐下，把注意力再次集中在埃米身上之前，他们快速地朝屋内各处扫了几眼。

"有人死了。"其中一名警察沮丧地宣布道。说完，停顿片刻，任"死"那个字在空中划出一片奇异的空无。埃米唯一能想到的是，死的肯定是与她亲近的人。她的丈夫还在外工作，她头一个

---

① 美国很多州的警察局设在市中心，出警便利，"去市中心"是"去警察局"的委婉说法。

想到的便是他。

"我的丈夫出什么事了？"她抽抽搭搭地问道。

两名警察脸上都是一副疑惑神色，他们直直地看着埃米，好像她长了两颗头。

"你什么意思，你丈夫出什么事了？"他们口齿不清地回问道。

"是你们刚刚跟我说有人死了啊！"埃米的声音几近哽咽。

"死的不是你丈夫。"他们答道。

埃米当即放松下来，但突然，她的脉搏开始加速，她想起了她年迈的父亲。

"是我父亲死了吗？"埃米气喘吁吁地问。她想知道，除此之外，究竟还有什么原因使得警察来到自己家里。

"不。"他们回答道，依旧对为何来埃米家中保持暧昧。这奇异的提问与回答持续了一段时间，埃米仍是一头雾水，不明白他们何以深夜来到自己家中。两名警探都比埃米高，他们看着她，问她是否在贝斯代特医疗中心工作。埃米确认道，自己是那家医院肾脏科、韦森三号病房的护士。警察们后来问她是否认识一个叫罗斯玛丽·多尔蒂的人，埃米看着那名警察，想着自己可曾听说过这个名字，两眼无神了一阵。

"首先，我丝毫不清楚他们当时在谈些什么。"当我跟埃米交谈的时候，她回忆道，"但我意识到，罗斯玛丽·多尔蒂是另一名护士金·霍伊负责的病人。说老实话，我跟多尔蒂女士之间的交流实在是少之又少，以至于我连她叫什么名字都说不上来。我告诉他们，'哦，是的，她去世了。'"

两名警察一齐望着她，好像等着她来填写他们提供的空白处。

"那对你来说可曾意味着什么？"

埃米对这个问题紧张地笑了笑。

"哎，那种事经常发生啦。"

坐到椅子上，在距离那晚已好几年时，埃米思忖着自己当时说的那些话。

"我还学到了别的东西。当警察在你家里，另一句别说的话就是死人这种事经常发生，那实在是一句非常非常糟糕的话。但是我当时仍然对他们到底在谈些什么如坠五里雾中。或许我太过天真了，但我真不知道他们打算以谋杀罪起诉我。"

当埃米还在吸取不该对警察说些什么的教训之际，她的同事——护士金·霍伊仍对即将围绕在自己身上的激愤舆论一无所知。只有等警察彻底结束对埃米的询问后，他们才转头造访了金的家。在我随后对金的采访中，我请求她向我讲述那些关于罗斯玛丽·多尔蒂的事。这一过程当中，我震惊于金的形象在我眼中的变化——原先生气勃勃、望之亲切、充满魅力的她，说着说着就变成了一个易受伤的、担惊受怕的年轻女人。我和金在多尔蒂这个话题上的交流总是跟坐过山车一般，时达高潮，时陷低谷，当然，我指的是情感意义上的。大部分时间我们微笑着彼此问候，但当她滔滔不绝起来，她会突然抓住我的胳膊，想要寻求帮助和支持，或只是抓着我，我觉得我们俩似乎处在无法控制的下坠过程中。她对罗斯玛丽·多尔蒂最后一次住院治疗的描述，从多尔蒂其中一次陷入绝望的情绪开始。

"我管她叫罗西。"金一边说道，一边等待心跳平静下来，好让这个名字沉入心底。"她病得太厉害了。她做了一阵子透析，身体感染了病菌，她还得了血管病、糖尿病、肺气肿。还有褥疮，我们在为她打包裙子时发现她的臀部'无一处幸免'。她的两脚后跟都已坏死。总的说来，她正在腐烂的过程中。是的，没有别的说法了。她正在腐烂的过程中。"

"我断断续续地在照顾着罗西，"金说道，"她因情况特殊进了肾脏科，入院之后，在那周的最早一段时期，我是她的责任护士。我休息了几天，然后又回来继续那周的护理工作。在医院里，关于她即将成为'拒绝心肺复苏术 ① 病人'的讨论热烈。虽然罗西在某些时候更加清醒，看起来也足够警觉，但她从没有充分的方向感和表达能力。孩子们过来探望她，她也确实认出了他们，不过，她不能把握身边正在发生什么。她身体极为不适，简直可以说是异常糟糕。那个周末，我回来上班，在她成为'拒绝心肺复苏术病人'，且即将接受舒适治疗（comfort measures only）的前一个夜晚，这一决定已经做出——她将再也不用过透析的生活了。"

在我看来，这实在明显不过：金不仅仅关心这位已经病入膏

---

① DNR，Do Not Resuscitate 的首字母简写，指的是心跳呼吸等功能衰竭后不再采取 CPR（Cardio Pulmonary Resuscitation，心肺复苏手术）进行抢救。

育的女士的身体健康，还在情感上关心着她。然而，换做其他护士，怕是会情不自禁地选择远离病人，当病人的身体状况明显急剧恶化的时候，金却一如既往地与罗西交心，保持对她的忠诚。金无法想象到，有一天她的动机和护理经历会被质疑，她也无法想象到，警察会敲响自家的房门。

警察造访金和埃米的行动从几个星期前就已经开始筹备。一位护士助理——奥尔加·瓦斯克斯回到家中，深信自己目睹了一桩丑陋的事件，在她看来，毫无疑问，有个女人正被人谋杀。

从某个时候起，面对医院提供的多个病人中的一个——在贝斯代特医疗中心住了许久的罗斯玛丽·多尔蒂的治疗，奥尔加越来越感觉不对劲。起初，家人和医生决定停止透析，这意味着她将在几天之内死去。除此之外，责任护士金·霍伊——一个足够友善的年轻女人，她对规矩和界限的理解判断，在奥尔加那里却变得愈发可疑。金喜欢躺在病人身边给他们讲故事，这本就够糟糕了。而在罗斯玛丽·多尔蒂的例子中，奥尔加觉得金的行为举止简直坏透了。很明显病人呼吸困难，但每次奥尔加打开罗斯玛丽用的氧气机阀门，金都会直冲进来把管子拔掉，然后气呼呼地发表一通指责，说氧气根本没什么用。一次，金把罗斯玛丽鼻部供氧的塑料插管拔了下来，扔到地板上，还将其踢向一边。那一次，奥尔加认为自己看见了金几分钟之后秘密地把那塑料插管捡了起来，将其藏在自己的制服口袋里。奥尔加进一步确信，有些事出了岔子。

这些讨厌的事都很糟糕，让人不悦，但压死骆驼的最后一根稻草则是吗啡。奥尔加仔细观察过金和肾脏科来的护师（senior nurse）埃米·格利森，观察到她们在护理楼层的配药机（mechanical dispenser）中取出麻醉剂。在奥尔加看来显而易见的是，她们抽取的麻醉剂分量远超医生处方给出的量，接着，她震惊地看到金将那过量的麻醉剂注入了罗斯玛丽昏昏欲睡的身体。那次轮班之前，奥尔加已对金朝罗斯玛丽耳语感到惊恐不迭，金那时说："如果你现在离开人世，也是可以的……你再也不需要苦苦挣扎了。"因此，当这位可怜的女士最终平静地去世，对这名护士助理来说毫不奇怪。

讽刺的是，在这个案例中，奥尔加本人私底下却很是喜欢埃米·格利森和金·霍伊。她与她们共事了很多年，尤其与金亲近，因为她们都有年幼的孩子，孩子们的鬼把戏总是她俩交谈中的取乐话题。可尽管如此，奥尔加还是深信不疑她瞥见了金·霍伊隐藏的可怕一面。奥尔加的信仰和她的个人信念不允许她对犯罪置之不理，之后她把看到的事告诉了丈夫，奥尔加和丈夫两人立即找到了他们的律师，然后去了地方检察官的办公室。两次登门拜访都发生在 2001 年的冬天，马萨诸塞州西部地区的许多人正一门心思专注于克里斯滕·吉尔伯特的审判，她是一位来自北安普敦退役军人事务医疗中心的护士，被起诉为连环杀人犯。

在美国，某种程度上对医生来说，从治疗护理转向姑息治疗

（palliative care）其实很常见。前者致力于治愈病人，后者强调减轻死亡过程中的不适。但这个改变看似简单，却有着许许多多的争议性问题，涉及医学、政治和宗教层面复杂且难以预料的后果。这里并没有无瑕疵的、客观的、简单的方式来影响这个改变——没有一台电脑是医生可简单将其关闭的，没有已被扳动的神奇开关，也没有显示余生将尽的计时器。通常都是护士走到病人床边，采取一系列的行动，跟病人说些话，以便让病人尽可能舒服地离开人世。

我是一个主修姑息治疗和临终议题的医师。关于这些主题，我曾在世界各地的会议上做过报告和展示，但是直到我同埃米·格利森、金·霍伊以及奥尔加·瓦斯克斯面对面时，我才真正理解了这份工作的激情和风险。与埃米、金和奥尔加一样，我也在贝斯代特医疗中心工作过，和肾衰竭的病人相处。像她们这些护士一样，我也同样目睹了没有康复希望的病人是如何挣扎求生的。

然而，不同于埃米、金和霍伊，相对来说我不必观看死亡那一幕，我自己也只目睹过几次死亡。对很多医生来说情况也是如此，这很大程度上揭示了一个被忽视的真相，即当病人死亡的时候，医生很少在场，是护士在死亡降临之际站在最前线。如果给埃米和她在贝斯代特医疗中心的同事们——每个照顾病人直至其咽下最后一口气的护士打分，即便不是好几百分，也差不了多少。这话听起来有些夸张，但是我深信，真正的好护士继承了克里米亚战争中弗罗伦斯·南丁格尔①的遗产，在每一场战役中都竭力救死扶伤。在我对这些护士以及其他护士的采访中，我对他们的第一手专业知识和他们的诚实、对荒诞事物的幽默讽刺感到惊讶，这让他们在充满痛苦的环境中可以调整适应，甚至还可以找到自己的幸福。护士们目睹了病人的痛苦、希望被治愈的努力，家人的苦恼，以及当死亡已成定局时人们的否认、放弃或接受。拔掉管子——一个相当不优雅的短语——是个复杂的过程，它迫使护士们动用自己的同情、个人的信念、宗教信仰，以及专业训练。

护士们常常面对生命的终结，而且与医生相比，他们总是会花更多时间与将死的病人待在一起，当事情出了差错或看起来出了差错的时候，这一点将置他们于不利的境地，使其面临受到攻击的危险。针对所有医疗人员的指控都是很严肃的，但是针对护士的指控，却在微妙地个人化。

发生在埃米、金和奥尔加之间的事，并不仅仅是对医疗事故或专业人士失职的指控，更是一则严肃话题的宣言，这个话题在全美国不断地从对话中重复出现并产生影响，引起争论。

即使你尚未参与做决定，决定心爱之人是该继续治疗还是中

---

① 弗罗伦斯·南丁格尔（Florence Nightingale, 1820—1910），英国护士、统计学家。在克里米亚战争期间，她向英国军队积极争取在战地开设医院，为士兵提供医疗护理。由于她的努力，曾经地位低下的护士，社会形象和地位都得到大大提升，成为崇高的象征，"南丁格尔"也成为护士精神的代名词，"5·12"国际护士节便设立在她生日这一天。

止治疗，你也迟早会经历这一两难境地。即使你尚未弄明白自己对以缩短人的生命为代价来减轻临终痛苦的做法产生的欣慰感或不适感的程度，你也必定会被迫面对这个问题。

我做过不少调查研究，写了大量学术文章，我本以为，自己对于结束透析维持生命和大力提供止痛药已知之甚多。我本以为，我已克服了自己作为一个美国人，在思考、谈论死亡这一话题时寡言少语的倾向。但是，当这三名护士描述罗斯玛丽·多尔蒂最后一次住院时的情景，以及她们针对她的照顾所导致的无根据的看法、在谋杀调查上的不同意见时，我仍毫无心理准备。不像在贝斯代特中的大部分人，我先前从未听说过这种高度隐秘的、很大程度上是在暗中进行的事，我并不清楚这样的例子在美国和全世界范围内都有发生，我也不明白在每个例子背后又有着怎样的哲学争论。

自从披露了贝斯代特护士们的故事，我得以采访到大量其他受到指控的医护人员，包括沙伦·拉达克，在被控实施安乐死后被解雇了，而她原先是其所在的乡村急病救治中心的护理主任；罗伯特·韦策尔医生被判犯有过失杀人罪，处以有期徒刑十五年；劳埃德·斯坦利·纳拉莫尔医生因谋杀未遂，蓄意、残忍的二级谋杀罪，被处以五到二十年的有期徒刑，合并执行，收押在一所最高安全级别的监狱中。

我也同其他人——在这个话题上的对立双方交谈过，他们在前赴后继地强化他们的信仰和目标。我试着理解这些案例中的细微差别，也接触了为残疾人奔走的活动家、宗教领袖、医疗护理业的权威、政治科学家，以及生命伦理学家。我也在执法机关的官员身上投入了大量的注意力，执法官员们有自己的理由对指控严格处理。最终，我将这些视角进行了权衡，为理解姑息医学（palliative medicine）的支持者和反对者间的冲突对抗找寻更宽广的语境。对我来说，讲述这些冲突如何不幸地损害某些最好地给予我们照顾的人的生活，是至关重要的。

第二章　矮胖子

"当我使用一个单词的时候,"矮胖子用鄙夷的语调说,"它传达的,只是我选择让它传达的那些,不增加也不减少。"

"可问题是,"爱丽丝回答道,"你能否让单词传达出不同的东西。"

——刘易斯·卡罗尔《爱丽丝镜中奇遇》

"泰里又不是濒死的人,她只是认知上存在障碍。这么做毫无必要,也没有一点理智可言,他们没理由这么对我妹妹。"

这段话,泰里·斯基亚沃的哥哥小博比·申德勒说得极其平静。泰里·斯基亚沃,那则关于她被除去饲管的案例在全世界范围内成为耸人听闻的头条。我是在 2007 年 12 月见到博比的,这次会面,有一部分是为了搞清楚我所在医院中的三名护士——埃米·格利森、奥尔加·瓦斯克斯以及金·霍伊——之间到底发生了什么,因为我认定博比的视角很可能会给我一些启发。

我是在多伦多遇见的博比,他在那里的一场反安乐死的小型讨论会上做主讲人。陪伴他的是他的老友,来自方济各和平兄弟会(Franciscan Brothers of Peace)的弟兄保罗·奥唐奈,博比向我解释道，泰里只是个有认知障碍的女人，她既没有身患绝症，也并非病入膏肓。两位男士在旁边一齐点头，同意泰里其实死于"不作为的安乐死"。

我们坐在多伦多机场旅馆的大厅里，外面的暴风雪越来越大，室内的人担心他们是否能够安全地坐上最早一班飞机，离开这座小镇。

"在这之后，生活再也无法回归寻常，"奥唐奈评论道，"在生与死的文化之间，一场战斗即将开始，而上帝则呼唤着我们的社群代表生命的文化那一方。"

博比·申德勒坐在我对面，十分耐心，他看起来似乎对外面的天气情况并不关心。博比接着奥唐奈的话解释道："看起来，对方的前提是人类饱受疼痛之苦的一个可接受的替代方式为杀害……但我可不吃那一套。我可不认同以杀人作为解决某人正在经受痛苦的替代方式——不管是在情感上，还是在身体上。"

"面对那些相信人的自主权的事——自主，即我们应该能够决定我们死亡的方式和死亡地点——我想说，我不认为真该由人来裁决我们的死亡应当何时降临。显而易见的是，我相信我们都是按照上帝的形象被创造出来的，我们是上帝的孩子，上帝才能够决定我们应当何时离开这个地球。即便我们残疾了，这一点也不会改变。

"在我看来，医院的做法是对认知障碍患者的赤裸裸的杀害。要知道，这个病人有自己的家庭，她的家人非常愿意照顾她。我完全坚信我妹妹是被杀害的——被体制杀害，被迈克尔·斯基亚沃（她丈夫）杀害，被无论是谁杀害。她是被故意、有针对性地杀害的。"

当你和博比·申德勒交谈时，你会很明显地发现，他的热情极其真诚，他对家庭、对宗教、对社会上弱势群体的奉献，也同样真诚。那天早些时候，在数以百计的与会者集结之前，博比先前在加拿大的正式演讲已经受到了热烈欢迎。不管你是否赞成他的某些具体观点，这个男人身上仍保持着当初的悲伤和沉痛，而他的论点也已有力地传达出去。在世界范围内，不乏博比·申德勒的同道中人，包括公民自由主义者纳特·亨托夫，正是他将泰里·斯基亚沃之死称为"美国历史上持续时间最长的一次公开处决"。美国前总统小布什也持相似的看法，也正是小布什签署了一项法案，作为阻止饲管被医护人员拔除的方法，小布什后来还宣布道："我在此呼吁，愿那些以泰里·斯基亚沃为荣的人一起共建生命的文化，在这一文化中，所有的美国人都会受到欢迎、珍视和保护。"

尽管与贝斯代特护士有关的案子和泰里·斯基亚沃的例子存在着显著区别，博比·申德勒还是主要将他评论的焦点集中在它们的共性上。特别是当博比谈到"对方"以及那些"相信人的自主权之类的事"的人时，他其实是在谈论临终关怀与姑息医学。姑息医学是一门附属专业，有着像我这样的医务人员，从事针对灾难性的和生命垂危的疾病的预防和解除工作（术语"姑息医学"

和"姑息治疗"将贯穿本书，且不时交换使用）。

"姑息治疗"一词首次出现在 1425 年。尽管它未被普遍使用，但在 20 世纪中叶，"姑息治疗"一词再次复活，且被用来描述一种从英国广泛传播至世界各地的医学方法。从那以后，姑息医学在美国大量涌现，其进步的程度到了大部分医院都有相关的资讯服务，并配备有超过五十张的床位，而在美国的每一个社区，都有大量的安宁病房[①]可入住。

姑息医学的从业人员工作时自信满满，这份自信建立在这一假设的基础上：在过去的三十年间，一场静悄悄的革命已然发生。他们相信这一点，先前，同病患及其家人谈论死亡是不合适的，而今，医师和护士们则被要求同病患及其家人进行这样的交流；他们还相信，我们的社会认可了限制和减缩痛苦的努力——尽管这些努力意味着将加速人的死亡；他们也相信，不提供或是撤掉维持生命的医疗设备后紧跟着出现的死亡，和安乐死或谋杀相比有着天壤之别。他们对姑息治疗所采取的措施充满信心，不管是在伦理上，还是在法律层面上。

世界卫生组织认为，姑息治疗是"对那些所患疾病对根治性治疗无反应的病人积极的、整体的关怀照护"。这些病人的治疗方案可能包括对诸如反胃、痛苦等症状多加关注，对在家里或在护理机构中的病人提供服务，以及为病人或其家属做的心理辅导。

[①] 安宁病房（hospice），或称宁养中心，指进行临终关怀的病房或医院，一般针对身患绝症或治疗不易再见效的患者。

在过去的十年中，姑息医学的广泛被接受在人们如何死去这一问题上促成了一场戏剧性变化。即便是在美国的重症监护室——我们国家医学上最声势浩大的设置——在约 40 万个死亡案例中，有超过四分之三的人死于限制治疗的决定。而在 2000 年到 2004 年这短短几年中，医疗保障制度下的死者，生前曾登记入住安宁病房的比例上升了 50%。在 2005 年，120 万死去的美国人都享受了宁养舒缓服务（hospice service）。

据我的朋友，明尼苏达大学生命伦理学中心的医学教授史蒂文·迈尔斯医生所言，在美国，每年在医疗系统中有 240 万起死亡案例，其中满打满算有 85%——或者说，大约有 200 万个死亡案例——发生在一个有组织的限制维持生命的治疗方案之后。这些数字实在令人感到惊讶。过去 30 年间我一直从事医学实践，这无疑展示出了一种重大的变化——一种本应导致一系列恶果的变化。

如果姑息医学的从业人员处在一场辩论的一方，他们的反对者，例如博比·申德勒，则是这场辩论的另一方。曾经相当长一段时间内，我对这另外一方的力量毫无察觉，对姑息医学在大众那里引发的消极反应置若罔闻。直到埃米和她的同事向我讲述贝斯代特的罗斯玛丽·多尔蒂之死的状况，讲述该状况里种种无声的细节，直到媒体在泰里·斯基亚沃的案例上变得彻底疯狂，我才开始领会到，这些都是社会对姑息医学实践作出直接反应的局部。围绕着奥巴马总统的医疗改革努力产生的骚乱动荡，只会进一步强化这一局面。

申德勒—斯基亚沃的家庭争吵很有启示意义，因为它聚焦到了特定的姑息治疗的实践，例如人工营养与水合作用（饲管）的撤去或拒绝提供，避免帮助个体延长生命的治疗手段（呼吸机、化疗等）的开始使用和继续使用，预设医疗护理指示①（生前遗嘱、医疗护理的委托书）的扩散。在泰里的死亡过程之中及之后，申德勒一家已在一个联盟当中发挥了作用，韦斯利·史密斯——一位精明的作家兼律师，将该联盟称作"一个有力的、多元的、奇特的政治伙伴联盟"，它由反堕胎团体、宗教右翼人士、少数坦率的医学专家、为穷人奔走的活动家等群体构成，还包括残疾人社区以及天主教的组成部分。尽管这一联盟并没有一个人人赞同的名字，但它如今却成为了一家生机勃勃的国际组织，在该组织中，人们聚集在一面旗帜下，高歌生命的至高无上。

该联盟中的活动家声称，有组织的医学已经被死亡诱惑住了，他们中的一些人——当然并非全部——坚定不移地反对每一项将会加速死亡的医学决定，包括医学技术的撤回或拒绝给予、麻醉药的大量使用，以及诸如此类的做法。对该联盟中受到宗教因素驱动的很多人来说——他们代表着该联盟中的多数人——"生命权"这一术语的含义如今已被延展，超越了堕胎，包括了生命的

---

① 预设医疗指示（advance directive），是一项有关健康护理的选择，通常以书面做出陈述，目的是让自己在精神上有能力做出决定时，指明自己一旦无能力决定的时候所希望接受的健康护理形式。

终点以及预期将会缩短人类寿命的所有实践。

回到 2005 年，申德勒一家与该联盟证明了他们有能力影响佛罗里达州的州长、州议会、国会和总统制——尽管他们最终没能阻止泰里·斯基亚沃的饲管被摘除的发生。泰里去世一年之后，该联盟的努力使得二十三个州考虑了五十一条独立的立法措施，以改变或者废除预设医疗指示的使用。根据该联盟的观点，这些指示引起争议不仅仅是因为它们容易使人避开拯救生命的治疗，还因为它们频繁地成为忧郁的人结束生命、消极自杀的一种手段。又一年后，这些提案中，有二十六个仍然有效，路易斯安那州还改变了预设医疗指示法，使病人表达希望结束延长生命的治疗手段变得难上加难。

十八个州中，有三十六个所谓的为医疗护理职工提供保护的道德法案悬而未决，该联盟有可能取得更多胜利，但这些职工拒绝提供姑息治疗，因此这会加速病人的死亡。起初，道德法案是用来保护拒绝执行堕胎的医疗护理职工免受报复的法令法规，然而，这些法令法规发展成了允许药剂师和药房拒绝提供处方上用于节育或者口服避孕药物的法律。如今，这些法律继续扩大范围，包括反对医学专家撤回或拒绝给予人工营养及水合作用的设备，或者执行可能加速死亡的措施。州议会的做法，建立在数个现存的旨在保护医疗护理职工的道德权利的联邦法律的基础上，关于这一点，前美国卫生和公共服务部秘书迈克尔·莱维特曾说道："道德的自由，并不屈服于颁发的医学学位。这个国家建立在言论自由的基础上，而言论自由的第一原则是良心被保护。"

该联盟一直自豪于他们最近在佛蒙特州和加州合法化医师协助死亡的草案上击败对手，取得大捷；相似的成功还发生在英国和加拿大。然而，尽管联盟内部在某些议题上可能有分歧，但该联盟本身是由于对医师协助死亡的不可动摇的反感联合而成。结果，在2008年的大选中，该联盟被深深动摇了。那一年，华盛顿州就《尊严死法案》进行了全民公决，最终以59%的赞成票和41%的反对票的巨大优势顺利通过了该法案。华盛顿州也因此成为继俄勒冈州之后，第二个允许临终患者在医师协助下选择死亡的州。而在这之后，一名蒙大拿州的法官很快支持了一项权利，该权利允许癌症患者受人协助自杀，这提高了蒙大拿州成为第三个类似的州的可能性，尽管目前尚未实现。

生命伦理学家汤姆·科克曾写下文字来支持该联盟的努力："这场空前的政治参与……从这一视角来看整体上是合乎时宜的。在一个民主国家，当公民坚信当前的政策和法律不合时宜、含有偏见、有悖伦理时，他们又能转向何方求助呢？当法院对此无法纠正，合乎逻辑的下一步便是去寻找立法机关，它将在一定程度上改变法律，并许可未来的司法支持。"

对我来说，贝斯代特的护士助理奥尔加·瓦斯克斯代表了像博比·申德勒等数以百万计人的观点和怀疑，她也代表了生命联盟的尊严，这一联盟中的人坚信，只有上帝才能做出事关生死的决定。根据这种观点，医学扮演的角色跟秃子头上的虱子似的明摆着：与疾病作斗争，尽可能延长病人的生命。而同样再明白不过的是，奥尔加的同事——埃米·格利森和金·霍伊，她们看待事物的角度却截然不同；对她们而言，改善病人的痛苦胜过人工延长他们的生命。她们俩坚持认为，当提供积极的症状管理时，撤回或拒绝给予医学治疗既合乎逻辑，又极富同情心，即便这些措施将导致人们比预期死得更快。

埃米和金相信，她们的状况是对克莱尔·布思·鲁斯那句格言"每件善行都会受到惩罚（好心没好报）"的现实说明。奥尔加和马萨诸塞州的地方检察官将会反驳，说埃米和金这两名护士做的根本就不是善行：那名护士助理兼原告确信，她们分明就是误入歧途的杀人犯。

泰里·斯基亚沃死于2005年3月31日。从那以后，美国大部分公众都对该案例潜藏的矛盾毫无察觉，而这些矛盾持续受到积极的质疑。关于那一点，大多数医疗护理的提供者——美国的、外国的——没有意识到，针对姑息医学及其暗含的哲学理念的反击正在发生。我把斯基亚沃的例子视为姑息医学领域中的"矮胖子"——彻底打破在临终关怀的问题上，社会层面可能取得一致同意的幻觉。正如刘易斯·卡罗尔在《爱丽丝镜中奇遇》中所言，我们现今正同高度亢奋的语词的运用和含义做着斗争——我们在灾难性的语境和绝症中苦苦挣扎，希望发现诸如"杀害"与"谋杀"之类的词语间的可能关联。

当贝斯代特护士案的细节愈发清楚之际，大多数和美国医疗系统打过交道的人，要么是病人及其家属，要么是护理提供者，将会吃惊地发现，该争论已经导致了一次成熟的犯罪调查。不过，医生和护士总是对围绕着他们的医学实践的争论可能会导致民事诉讼——医疗不当很敏感，对他们视为平常的医疗关怀的事物可能引发出刑事诉讼这一事实，医生和护士彻底表示不认可，要知道，这些诉讼包括谋杀和凶杀指控。大多数医学专家现在还未意识到，在没有任何前兆的情况下，他们可能将要为自己的行为做辩护，也将面临破产、入狱，以及职业生涯被彻底毁灭的可能性。

我在姑息治疗实践中的某些同行可能更希望我不要将这一现象公布出去，担心在医学专业领域内会有潜在的寒蝉效应。不过，我从发生在我所属的医院中的事情中学到了一点就是，我觉得自己必须将这件事付诸笔墨，出于我们人类为麇鹿、梅花鹿，或者别的动物穿越公路立下路标同样的原因——路标可能无法保证避免事故，然而它至少提高了我们的意识，也给予了我们避免事故的哪怕很小的机会。最终我确信，对像埃米、金她们的故事的认知，是帮助社会形成更加理性的应对方式、政策和实践的关键。面对发生在医院里的怒气冲冲的哲学争论，在很长时间内我们（包括我自己在内）确实太无知了。是时候睁开我们的双眼了。

第三章　场景设定

埃米·格利森是一个强壮有力的女人，她性格随和，笑脸迎人，不会动不动就抱怨。在我眼中，她其实很美丽，但不是那种纤弱之美。她满足了我对一个严肃认真的高尔夫球员相貌的想象——强壮结实。

"我看起来很普通。"当我们第一次见面时，她这样告诉我，"我这头厚发，乱蓬蓬的一团，没什么发型可言。我身高五英尺十寸①。我不用化妆品，从不过分讲究。我就是素面朝天，普普通通。"

埃米说以上这些话时，我们俩正面对面坐在一家餐馆里，等着食物被送上桌。在这个案子中，正如我对每一个护士都做的事情，我邀请埃米来到一家当地的餐馆一起进餐，因为我希望对话发生在医院之外一个更加让人放松的环境里。

埃米生长在马萨诸塞州西部的北安普敦市。"我们的生活很简单，"她解释道，"我们在一个名为杜威法院（Dewey Court）的街区长大，走路去语法学校、初中和高中。我的祖父母跟我们住在一起，我的祖母非常宠爱我，因为我是家里唯一的女孩。我的母

①　约为 178 厘米。

亲从不工作，她四处闲逛，参与我们所有的游戏。我们都喜欢做运动，她是那种会从我的游戏中跑出，跑到我哥哥弟弟游戏里的啦啦队队长式的母亲。我们像小孩子通常会做的那样在外面做游戏，当街灯亮起的时候回家。在新英格兰地区一个很小的镇子里，那样的日子真算得上是美好生活——当然了，没什么特殊的，或者说没什么别致的。"

当忆起那许多次骑着自行车看望小镇精神病院里关押着的她的堂兄弟们的旅途时，埃米对我笑了笑。她的叔叔——堂兄弟们的父亲——曾是这个大型的、现今已关闭的北安普敦州立医院的负责人。埃米最喜欢的童年记忆包括和这些堂兄弟们四处乱跑，周围是数英亩之广的树木和田野，以及偶尔蹦出来的疯子。

当我问埃米她为何选择护理这项职业时，她回答得断断续续。"童年时期，我目睹了很多家庭成员濒死的场景，"她告诉我，"但我不知道，是不是这些经历把我推向了这个职业。当祖母生病的时候，我小心地照顾着她。她患有乳腺癌的时候搬进了我们家，当时癌细胞已转移至大脑。护理只不过是我过去一直在做的某件事。我所有朋友都打算成为老师，可我想当一名护士。"

在祖母去世后，一件显而易见的事是，埃米的母亲一直在否认，或者至少是忽视了她自己的乳腺癌。当她母亲确诊患病时，埃米十六岁。我问她是否关心母亲，埃米轻声笑了下，然后温柔地厉声道："我有两个兄弟，一个父亲——需要我再多说些什么吗？是的，接下来的两年里，我都在照顾她。男人对这些事情可并不擅长。"

十八岁的时候，埃米上了一所护理学校。"第一学期，我每天都要穿上那件又小又傻的学生裙来到楼下。我母亲就睡在沙发上，她因为癌细胞已经转移到了肝脏，腹部肿得巨大。她抬起头，对我说，'哦，你今天必须去学校吗？'

"我会想：不知道自己为什么穿着这件傻气的套装。当然了，我并不是必须去上学！我会走到楼上，换下这套衣服，之后陪我母亲度过一整天。我的教授们都很善解人意，但是事情发展到后来，我越来越想念护理学校，远远超过我上学的时候。"

埃米退学了。母亲去世之后，她参加了另一个项目，最终拿到副学士学位毕业。尽管贝斯代特医院的管理者多次祈求埃米，希望她能继续攻读学士学位或者其他高级学位，但埃米拒绝了，因为她对自己提供的护理和她自己创造的那种生活感到满意。当她这样告诉我的时候，她可没在开玩笑。"学习？高尔夫才是我在闲暇时想做的事——不是学习。"

肄业之后埃米离开了家，搬到了波士顿。她的第一个护理职位是在一家长期护理机构，之后她去了马萨诸塞州的综合医院。十五年前，当贝斯代特医院肾脏科有一个护理职位的空缺时，埃米收拾行李，回到了她在马萨诸塞州西部地区的家。

如今，埃米四十出头，人到中年，再婚了一次，当我提及她和现任配偶的婚后生活，她展现出来的是不动声色的满足。不像金·霍伊，她从来不想要自己的孩子，对她的继子女都是成人也表现出淡淡的欢喜。尽管在北安普敦长大，埃米和她的丈夫不能或者不想为该地区相对飞涨的房地产价格买单。在卖掉他们的公寓之后，她一口气在工业城市霍利奥克买下一套房子。埃米还频繁地去看望北安普敦的父亲，但她告诉我的是，她的新家与所在社区实在相得益彰。对埃米来说生活似乎步入正轨，直到警察前来敲门。

* * *

金·霍伊是一个很有魅力的女人，她三十出头，娇小柔弱，用她自己的话说，她是个"有着一双大眼睛的小女人"——那双碧蓝的大眼睛，是她脸部最突出的特征。当我在肾脏科认出她的时候，她那一头棕色的头发，在脑后盘成骑马的发辫，每走一步，头发都会快活地往上一弹。

"自从韦森三号（化疗与移植病房）开放以来，我一直都在那儿工作。"当我们在斯普林菲尔德的一家餐馆里面时，金向我解释道，"我刚刚开始工作的时候已经怀孕了，是个女儿，她现在六岁。因此，我工作大约已经有七年了。"

我囫囵咽下嘴里的食物，说道："这样啊，好的。让我来整合一下你家人的信息。你有一个六岁、十岁，还有一个十五岁的孩子？"

"以及一个四岁的孩子——那是我的宝贝。"她自豪地总结道。

在等待就座的时候，我们简短地谈到了这个话题，我得知她的男友，从他先前的那桩婚姻中带来了一个孩子，搬进了她家里。我补了一句，"那么，你很快就要有一个五岁的继子了吧？"

金想必是看出了我对她个人状况的心不在焉（因为我有两个成年儿子，我对此相当满意，如果不至于被满足感淹没的话），她笑着说："你在嘲笑我。"

"你显然是一个酷爱惩罚的人。"我回复道。

"我不能再有更多的孩子了，"她轻声笑了一阵，解释起来，"因此，他来养育后面的子女。"

显而易见的是，金喜欢孩子们，她继续说道："是的，我自己并无太多童年可言，因此，我总想拥有看着孩子们做孩子的快乐，这件事真是棒极了。"

"那么，你是怎么进入化疗世界里的？护理的问题上，你又是如何决定的？"我问她，把话题重新转回到手头的事件上。

"嗯，以下就是我给你的标准答案——我成为一名护士是因为我想帮助别人。事实上，我从没想过我会做别的工作，我也记不起想去做别的什么工作。但是在这个标准答案之外，还有一个真相，那就是我以一种很差的方式长大。"很快，金为在我面前出言咒骂表示歉意。

"你知道，"她继续刚才的话，"那种方式真的很令人厌恶、很糟糕。"她再次为自己的语言而懊悔地看着我，"我很小的时候哥哥就死了。他那时十七岁，是被谋杀的——被人活活捅死。他是个酒徒，也是社交聚会上的常客。因此，当捅死他的那个家伙把他扔到公寓前面的门廊时，好几个人踏过了他那濒死的尸体，因为他们以为他又醉酒了。他躺在那儿，又冷又孤独，人们从他身边走过去时，他已经死了。这件事能让人把目光放长远一点，他死的那一年我十三岁，我明白，世间应当有某些我能做的事可以帮助到其他人。"

"与此同时，我做了每一个来自疯狂之家的孩子都会做的事——我退学了，嗑药，发疯了好几年。后来我长大了，也成熟了点，我想：这没有帮助！我花了更多时间才上了大学，因为我必须补上之前退学后没做过的事情。但是，我顺利完成了学业，从贝斯代特医疗中心的护理学院毕业。我结了婚，有了孩子，现在，我尝试让人们不那么孤独地死去。"

奥尔加·瓦斯克斯是一名护士助理——在贝斯代特，人们称这个职位为技术专员或者 TA。奥尔加是医疗小组的关键成员，但她在医院里的啄序① 相当低。她的工作包括做心电图检查、取血样、给病人做床上擦浴、摆好餐盘、监控营养的输入量和输出量。对贝斯代特肾脏科的病人们来说，奥尔加是一个提供基础护理、很有魅力的拉美裔② 女人。当我四处询问的时候，医院里的每个人对奥尔加的描述都大同小异——她们会告诉我，奥尔加模样可

① 啄序（pecking order），最初指的是发现于鸡群中的一种等级秩序，鸡通过互相啄咬确定优先权，故被命名为"啄序"，后来也被运用于社会领域，泛指优先权和等级秩序。
② 拉美裔，原文为"Latina"，疑为"Latin"之误。

人，魅力四射。她生长在曼哈顿，跟来自洪都拉斯的父母住在一起。在一次电话交流中，她向我描述自己：四十一岁，五英尺四英寸①，身上携带很多印第安人的特征，鼻子相当漂亮，上下唇厚厚的，皮肤呈鲜明的棕褐色。我很快得知，奥尔加已经结婚，是两个孩子的母亲。在她的案例中，奥尔加从学院退学，以便照顾自己的父亲，父亲在她十九岁那一年去世。就像我曾采访的其他护士，奥尔加在青春期经历了家人的患病以及死亡。最近，奥尔加重又回到夜校继续深造，希望作为一名已获得执照的护士修得学位。

在我们医院里，医院同仁们对奥尔加的看法可以说是两极分化：有些人很明显地表现出对她的欣赏，然而有的人看她时眼睛里带着怀疑，还掺着些许理解。我不知道后一种看法在多大程度上是基于她作为原告这一角色的原因。一名护士长告诉我，奥尔加无疑得到了很多病人及其家属的欣赏。

在我和奥尔加的电话交流中，她一直都很愉快，有时也会流露出个人感情；但是，她不能定下一个时间让我面对面采访。奥尔加的家人陪伴着她，担心她从我这儿无法得到同情，也忧虑她的工作前景会被负面的宣传毁于一旦。奥尔加本人倒是对她自己的信仰和行为感到舒适自在，没有对不利的后果表现出异常不安。我给了她一个选择，在我书中用其化名，在打听到金和埃米都选

---

① 约为163厘米。

择用真名的时候，奥尔加拒绝了我的好意。她有一个故事要告诉世人，而且她自己不打算避开这个故事。

谋杀指控在全美国，甚至在世界范围内都有发生，而出现在马萨诸塞州西部地区贝斯代特医疗中心的这起谋杀指控案很是重要。在这起案子当中，有三名不同的护士——埃米、金和奥尔加，她们身上的多样性反映出她们所在的小镇、城市的多样性，理解这一点非常关键。大多数人本能地把马萨诸塞州和它最东部的繁忙的大都市波士顿联系在一起，几乎没有人熟悉坐落在西部的社区，比如北安普敦和斯普林菲尔德。马萨诸塞州西部地区布满了小城市，而小城市又被包围在翠绿的群山之中，受到了学院和学术中心的高度关注。宽阔的康涅狄格河从那里流经，形成了该区域显著的地形特征，肥沃的河漫滩被人拿来同尼罗河三角洲相较。

北安普敦和附近的斯普林菲尔德一直都吸引着非传统的人。北安普敦刚刚庆祝成立 350 周年，纪念该地由一群勇敢的清教徒从当地印第安部落购买得来，那些清教徒自愿离开欧洲，来到新世界，这段时期他们显示出冒险的倾向，还用一百英寻的贝壳念珠、十件大衣，以及各式各样的手镯、脚镯从印第安部落手中买到这块土地。1727 年，乔纳森·爱德华兹被任命为缅因街上他祖父的教堂里的牧师，他在那里传道，讲了一篇有名的布道文，标题叫"愤怒上帝手下的罪人"。爱德华兹倡导的宗教复兴席卷全国，而且他引发的"大觉醒"运动的作用，现被某些权威人士视为美国独立战争的先兆。19 世纪，在南北战争爆发之前，北安普敦是地下铁道的一站。索杰纳·特鲁思①先前是一名奴隶，主要的废奴运动发言人，还是一位女性主义活动家，她是北安普敦数个乌托邦社区的积极成员。西尔维斯特·格雷厄姆现只因以其命名的薄脆饼干被人记住，是一名健康食物的早期倡导者，他在普莱森特街最初的房子现在是个很有吸引力的餐馆。由于北安普敦地区充满朝气的女同性恋和男同性恋群体，该镇成为电视节目《20/20》以及《国家询问报》封面文章的主题。《洛杉矶时报》上的一则报道对北安普敦进行了描述，认为它"有点像女同性恋的埃利斯岛②。众所周知，'所有的女同性恋者至少会经过此地一次。'"实际上，北安普敦的市长、好几名警察，以及许多商界领导者都不会羞于公开表明其同性恋倾向。北安普敦当前的人口混合了美国人、波兰农民、解除专门机构治疗的精神病人和醉酒者、穿着讲究而且有着鲜艳文身的史密斯学院学生、傲慢的西班牙裔美国人，以及高学历的专业人士。正如普利策奖获奖作家特雷西·基德尔在《家乡》一书中描述的那般，这些完全不同的群体，不知怎的，可以在一个政治上进步、明显富有艺术气息的小城里成功地和平共处。

尽管北安普敦有自己的小社区医院，然而，很多人会去附近斯普林菲尔德市的贝斯代特医疗中心寻求加强护理和高科技护理。

---

① 索杰纳·特鲁思（Sojurner Truth，1797—1883），原名伊莎贝拉·范瓦格纳，非裔美国人，著名福音传教士、废奴主义者，妇女权益运动领袖。

② 埃利斯岛，美国纽约市附近的小岛，1892 年至 1943 年间是美国的移民检查站，许多来自欧洲的移民在这里踏上美国的土地，进行身体检查和接受移民官的询问。

随着时间的流逝，我对我所在医院与"家的城市"①的好感与日俱增。斯普林菲尔德有一些特别漂亮的维多利亚式的房子，尽管工业区已经在很大程度上遮蔽了它们那精致的优雅。虽然我个人偏爱住在更具波西米亚风格的北安普敦，但斯普林菲尔德培育了许许多多的有才之士，包括绘图者米尔顿·布拉德利，他生产出了第一个被大量复制的室内游戏；还有埃弗里特·巴尼，他发明了现代溜冰鞋；还有查尔斯和弗兰克·杜里埃，他们建造了第一家汽车装配厂；西奥多·盖泽尔，其"苏斯博士"的称号更为人熟知，他也是个本地人，其受誉程度让坐落在斯普林菲尔德四合院的博物馆都树有他的好几尊铜像；曾经一度流行的印第安式自行车也在这座城市里生产；谦卑的市民兼标本剥制师克拉伦斯·伯宰，他是现代冷冻食品之父；而詹姆斯·奈史密斯教授，正是在此地发明了篮球这项比赛。

在该地区，贝斯代特医疗中心是主要的三级医疗中心，它分享了马萨诸塞州西部地区某些独立甚至显得离奇的医疗水平。1970年代中期，斯普林菲尔德医疗中心、威森妇科医院和威森纪念医院联合，组成了贝斯代特医疗中心，最近新加入了富兰克林医疗中心和玛丽·莱恩医院。贝斯代特是这些小维多利亚式和爱德华式社区医院的混合体。

1951年在斯普林菲尔德医院医疗中心，一名普通的外科医生

---

① 由于丰富的历史和现代住宅，马萨诸塞州斯普林菲尔德市被称为"家的城市"（City of Homes）。

詹姆斯·斯科拉，在美国做了第一批人体肾脏移植手术。他从一个即将死于癌症的病人体内取出健康的肾脏，该例移植的肾排斥反应持续了几天，但斯科拉医生的病人还是多活了将近六周。今天，埃米、金、奥尔加和我都在贝斯代特工作，与肾脏移植和化疗的病人在一起，这些人多活了十年、二十年，甚至是三十年。当病人接受新的肾脏或者开始化疗，护士始终在场，出现并发症期间，她们始终关心着这些病人。

通过化疗，某些病人的生命得以延长，他们构成了观察现代社会、伦理和临床层面议题的透镜。不像那些通过呼吸机维持生命的人，他们在离开医院之后，大体上能继续自己的生活和社交，思维和意识没有被药物打乱，他们能够自由地谈论必要的医疗妥协，这些个体可以决定他们何时忍无可忍，并想要停止这一切。

马萨诸塞州西部地区从贝斯代特寻求医疗护理的人不喜欢狂热地到处迁移，结果就是该医院的职工、病人及其家属经常保持长达数十年的密切联系。而在该地区，姑息医学的原则有着很广泛的接受度，我接连发现，九个当地的化疗机构很愿意考虑并实践姑息医学。

但是不能错误地认为，临终关怀已被所有的病人和医护人员一致接受。实际上，像马萨诸塞州西部这样人口多样化的地区，在这些议题上没有共识。地区宗教信仰不一，种族多样化，社会经济背景也有很大差异，每年的讨论都有愈发复杂之势。姑息医学可能是当前支配性的理念，不过，共识仍是一个难以实现的目标。

第四章　罗西

"罗斯玛丽·多尔蒂并不非常年老——或许她已六十多岁。"埃米说道,她谈及的那个病人的死亡,导致在贝斯代特医疗中心里展开了一场谋杀调查。"透析对她效果不是很好,只得选择停止。我不是她的责任护士,因此,我并不清楚围绕她死亡的所有情况。金·霍伊当时在照顾她,我认为,她那时被医疗中心里的职工——住院实习医生和住院医师跟踪了。"

尽管埃米和我在贝斯代特的同一个病房工作,我因在透析中止上的专业知识受到肯定,可直到我们坐在一起访谈,我才了解了这个案子中最无力的一出谣言。听到埃米的故事,我很是吃惊诧异。

那是一个周末,埃米回忆起来,那天,罗斯玛丽·多尔蒂正在加速死去。

"罗斯玛丽看起来在受苦,我记得因为没有足够的预订药物,金正经历着一段艰难时期。止疼药只是可怜的一小把吗啡,或许按需不过是每四个小时一毫克。那位女士很明显在挣扎——我认为她的呼吸出了问题,她的样子很焦虑。看着她那样,真可谓一件糟糕的事。"

埃米停下来,喝了口水,在谈及罗斯玛丽的疼痛时,又恢复了情绪。当她重新绘声绘色地再次描述那天的情境时，她的叙述在过去时和现在时来回切换。当我采访金的时候，她也做了同样的事。这种行为对那些受过精神创伤的人来说很典型，他们总是试图掌握发生了什么。

埃米告诉我："金一直在病房里跑进跑出，叫来住院医师，想要拿到更多订购的药物，当然了，他们可不情愿给她，因为他们认为如果给她的话，就会杀死罗斯玛丽，而且，上帝禁止你那样做，即便她已经停止了透析。

"因此，他们很迟疑是否要订购更多药物。我晓得，金觉得自己束手束脚。她向病人及其家属确认会保证她的舒适，可这事并没有发生。我记得，那是到了发给多尔蒂女士吗啡的时候了，根据医院的条例，金和我一道去登记。但是金说，她在等着住院医师的一通电话，增加药量，她建议我和她一起登记，希望多尔蒂女士能被获准得到更多的药物。如果他们没能及时打来电话，金说道，我们将给她更小的量。

"我和她一起过去了。因为多尔蒂夫人药物的局部剂量在医院标准间才能拿到。我们一起登记了吗啡。当你给出局部剂量，你必须亲自见证。我是她的见证者。

"在一个完美的世界里，理想化的情况就是，如果我是你的见证人，你将会把药物吸进注射器，然后浪费掉——推到注射器底部——我眼前的过量药物。但是在实践中，我们从没有那样做过。如果你说你需要三毫克的吗啡，我们可能登记一个装有四毫克量的小瓶，我相信你会浪费一毫克，把那三毫克的量用在病人身上。我从未怀疑你会不那样做。你是一个专业人士，我确信你会那样做。"

因为这在很大程度上是护理事务，而我又是一名医师，我迄今从没听说过这种浪费的事。在跟埃米聊过之后，我得知浪费是医院里的一项程序，适用于管控药物，诸如吗啡、安定、地美露①、氢吗啡酮、复方苯乙哌啶片（治疗腹泻）。当我之后跟医院里数个负责人讨论这项实践的时候，他们同意这项未被观察到的职工们的浪费在我们医疗中心里很常见——在全美其他很多临床机构里也是如此，如果不是大部分的话。贝斯代特的负责人又使我确信，这种情况现在已经被改正了。

"金和我仍然不知道所有发生的事，但显而易见的是，奥尔加·瓦斯克斯在罗斯玛丽的案子上困扰重重。可在那个时候，奥尔加看上去没有任何困扰，她从没有跟金或我说过什么，说到将会发生什么。她从没有问道'你用了多少吗啡'也从没有说过一句话，一句暗示这里存在问题的话。金浪费了我们本应一起浪费的吗啡，之后用了剩余的药物，而且我认为，在那之后不久，那个女士就去世了。"

埃米看起来既困惑又愤愤不平。"但显然，正如我们之后得知的，奥尔加·瓦斯克斯对那晚发生的事心存困惑。

"在那个时候，我对这一点毫无所知。我是以自己惨痛的经历

---

① 地美露，一种止痛药，别名杜冷丁、配西汀等。

发现这一点的。我们周末加班，我认为罗斯玛丽·多尔蒂是在星期天死的。我们上班、回家，除去一个病人死亡了这一事实，那一天确实是典型的一天。你不会认为有什么非同一般的事发生，除了——你知道的——金的病人死了。我在周三回到医院上班，下班回家，就是那一晚，州警察来到了我家。

"跟我交谈了一会儿之后，那个警探说话了，'这儿有一起控诉，而且人死得蹊跷。我们需要你去市中心回答一些问题。'

"我目瞪口呆，只能发出一个粗重的声音，'你在跟我开玩笑。'

"'不，'他们回复道，'关于这件事，我们需要跟你谈谈。'

"我说，'为什么？我的意思是，一个女士死了——在医院里，一直有人在死去——这并非一件不寻常的事。她停止了透析，她选择了死亡，然后她死了。因此，我们为什么还要进行这场谈话？'但是那会儿，两名警察拒绝就这个事情多做详谈，他们勒令我们一齐去市中心。"

金曾是罗斯玛丽的责任护士，她的描述也很相似，不过，她的视角传递的信息更为充分。

"罗西是一个肾脏出了问题的病人，但她是在全科医疗服务（general medical service）的名下住院的，住院实习医生（medical house officer）——即住院医生和实习医生 [①]——在照顾着她，不像

[①] 住院医生（resident），指第二、三年的住院医师；实习医生（intern），指第一年的住院医师。

肾病科医生，当病人已停止透析和接受全程的姑息治疗，这些年轻、经验不甚丰富的医生并不熟悉如何管理病人。因此，当我来负责交班报告时，她有一些奇怪的命令，包括按需每四个小时注射一毫克的吗啡。"

"问题在于，"金说，"当你给她的静脉注射了吗啡，很有可能撑不到四个小时就不起效果了。她自己好像成了格特鲁德·斯坦因①。"她向我解释道，"痛苦，就是痛苦变成痛苦的模样。"

她继续说："如果有人向我下命令，告诉我如何对付痛苦，之后，我就会照说的那样做。这并不是说，'对付一点点的痛苦'，这也不是说，'好的，让我们把这件事别弄得那么糟'，这意味着，不管是吗啡还是别的止痛剂，需要发挥效用，还要足够频繁地执行这一过程，好让病人不再疼痛。

"我需要改变罗西的命令，因为这和为她提供的舒适治疗不一致。这件事，我非常严肃地对待。当你告诉我，一个病人将要接受舒适治疗，我的唯一任务就是为那个人提供舒适——无论我需要怎样去做，无论我需要什么去做。例如，我不想看见定点照护或其他不必要的命令。"

一个定点照护的命令对糖尿病治疗来说是很典型的，包括每几个小时使用刺血针取一点血，测试血糖含量，以及据此提供不

---

① 格特鲁德·斯坦因（Gertrude Stein，1874—1946），美国女作家，代表作有《三个女人》等，后文中"痛苦，就是痛苦变成痛苦的模样"（Pain is pain is pain.），戏仿了斯坦因的一句话，"玫瑰，就是玫瑰长成玫瑰的模样"（A rose is a rose is a rose.）。

同量的胰岛素。金的观点是，当痛苦和症状管理是首要目标，那么，通过扎针给濒死的人带来不便或伤害，便没有什么合理之处。无论是深夜弄醒病人给其药物，还是给病人量血压，或者白天频繁取血为实验室里的发现提供证明，在治疗中诸如此类的事在这个意义上都变得荒谬不已。

"于是，我有了一个日程安排，"她回忆道，"我做的头一件事就是走进病房，评估了一下她的痛苦程度——她确实处于痛苦之中。我给她注射了吗啡，之后，我径直走了出去，叫来了实习医生。我请求她改变吗啡的量，还告诉她，每四个小时一毫克的吗啡，按照需要的话，根本不顶用，她必须给罗西更多吗啡。那个实习医生正处在医疗训练的头几个月，对做太多显得犹疑——比如她将会杀害某个人——但她又确实提高了药量，按需每两个小时往静脉注射两毫克吗啡。我还向她请求多要些用来滴定，可她对那样做感到不是很舒服，我只得说'那好吧'。"

金是一个相对年轻的护士，但与处理该状况的年轻医生相比，她可谓经验丰富。医院条例要求她按照医师命令的药量发药，可她不会为提出请求感到羞涩忸怩。

我问金，她为何想在罗西身上多加一滴吗啡，药物已经持续地输进了这个病人的静脉中。她澄清道："一滴吗啡能让我自由，不需要总是叫人，也不需要跑上跑下，来回奔忙，只为了拿到止痛剂。如果我走进一间病房，看见有人身体特别不适，他们经常都无法用语言来表达。如果他们无法向我描述，那么，我会看着他们的眉毛，他们的眉毛总是表达着不适。如果有人正饱受疾病之苦，并且难以诉诸语言，他们可能会发出呻吟，辗转不安，但比不上他们眉毛变化的频率……我不知道你管那叫什么，但是眉毛确实会变化，它们会移动——它们会歪着。

"你需要用不同的方式查看病人的痛苦。如果有人无法告诉你他们正在饱受疼痛之苦，那么，你要去看他们的呼吸频率，你要去看他们在床上是如何移动的。他们是否坐上一秒钟后就变得焦躁不安？他们的血压是否已到了九十多，你给他们做床上擦浴，现在血压是 145 了吗？他们的脉搏速率是多少？你看见变化了吗？因为对我来说，能想象的最糟糕的事，莫过于让某人躺在那里受苦，可我却不能足够近地看着好辨别其痛苦程度。再没有比一个人在受苦且不能与我交流他们的感受这种事更糟糕的了。"

当金说出这些话的时候，我不禁在脑海中想象她哥哥躺在街道上流血直至死去的画面，那幅画面仿佛就在眼前。

"一滴吗啡就可以给我更多余地，"金继续说道，"如果我走进来，病人躺在那儿舒舒服服的，我就会把输液的速率调到最合适。我不喜欢注射药物，因为你给病人注射，病人变得特别舒适，但是镇静剂也就开始逐渐失效，病人将会经历我们称之为不适的'峰值和谷值'。即便你告诉我，我每个小时都可以给其注射，但不幸的是，那可不是我唯一的病人。因此，如果我得在这儿守着琼斯夫人，那我就不能回到罗西身边，给她吗啡。至少在她静脉注射的时候，她会变得好一点儿。"（这儿也有新型的病人自控式镇痛泵，泵会持续输送一定比率的吗啡，但是允许病人通过按按钮自己补充剂量。不幸的是，这对罗西来说算不上一个选择，她的意识已经损坏了。）

金继续说道，说她偏好多要一滴吗啡的实际原因。"罗西大便失禁。我相当确信，她还染上了艰难梭菌①（慢性疾病患者常见的一种很讨厌的感染病）。因此，其中一个问题是，她会大便，从头到脚都是。我们将不得不挪开她，给她刷洗，把那些脏东西带出去，确实让人压力很大。她的呼吸频率会上升，她会开始呻吟，这件事真是糟糕透顶。有了一滴，你就可以提前做一些事。你可以给她一到两毫克，当你清理干净时，你还可以把一切弄回原来的样子。一滴吗啡会多给你一点自由。"

金说话的时候，她一直用手势以加强其评论。"我和那个实习医生一起复查了命令——换衣服，定点照护，血液测试（lab draws），以及其他所有种类的材料。罗西即将死去——这件事无法避免——因此，为什么还要换掉服装，换上一百万次？保持服装的整洁干净，需要的时候换掉一套，这才更合理，而不是死守一个固定的时刻表。我提出了氧气管理的问题——罗西患有肺气肿——我中止了给她供氧的命令。

"通常，如果你患有肺气肿，"金告诉我，"你真正需要的至多是低速流动的氧气。往病人体内输入大量氧气，只会让他们持续不停地倒抽气。他们的呼吸频率会变得更高，你还得处理那种情

---

① 艰难梭菌，也叫难辨梭状芽孢杆菌，厌氧性细菌，一般寄生在人的肠道内。

况。你有尝试过一分钟呼吸三十二次吗？你可能很快就疲惫不堪了。这种事真的糟透了！"

一位姑息医学的同事支持这一观点，他说道，罗西的呼吸不畅并不必然就是氧气减少所致，也不会因为提供了氧气而自动得到改善。他告诉我，许多处于这种情况的病人，如果被迫吸入氧气，可能会有更糟糕的感觉，尤其是通过一副紧实的面罩。如果他们住的病房里，有的是床畔风扇吹的风，戴的是用了类罂粟碱的露面式面罩，他们的回应可能更好。尽管这些便是金最后提供的，但她从未有效地处理好奥尔加对中止氧气供应的苦恼，这种事对很多病人及其家属和医院的职工来说，是医疗护理一个强而有力的象征。

我请求金估计一下，她的病人中在住院期间停止透析或者死于其他原因的数量有多少，金变得慌乱不安，这一点明显可见。金的双手开始交叉纠缠，人也支支吾吾。看起来，她无法将这些护理经历简化至些许数目，她在那些病人身上付出的关怀程度使其将他们视为个体。

正如我在罗斯玛丽·多尔蒂案子上听到的那些，显而易见的是，护理可以很容易地成为解释和误解的话题。但是金很快指出，并非所有包含了临终病人的例子都会导致指指点点和争吵责备。这里就有些故事说明当姑息医疗表现良好的时候发生了什么，而且当她说了这件事，她变得更加安心。深呼吸一口气，她说："让我先休息一会儿，几分钟就好，我还会告诉你关于芭芭拉·迪兰尼恩和本杰明·巴布科克的事。"

第五章　婚礼

"芭芭拉患上了肾衰竭，之后经历了一次肾脏移植手术，那时我是她的护士，"金开口说道，"术后，她遭遇了许多感染问题，有一些（移植）排异反应，最终还是患上了癌症。芭芭拉的癌症得到治疗，但是在那之后，她的肾脏功能再也无法恢复。她陷入了慢性排异反应，最终她又开始了透析。她病了——病入膏肓。"

"在整个过程中，芭芭拉的丈夫——肯，表现极佳。他下定决心要过来帮忙，安慰她。发生了什么并不要紧——他整个期间一直在她身边。他总是在摩挲着她的头，有生之年我都难以忘怀。芭芭拉说：'摸摸我的头，亲爱的，摸摸我的头。'肯就会照做，摩挲着她的头。即便是在化疗之后，芭芭拉的头发已经不见踪影，他还是会摩挲着她的头。对她而言，那是一种放松，那是她的舒适区。"

当金谈到芭芭拉的时候，很明显，她的记忆是痛苦的，像所有关于濒死病人的故事那样疼痛，但是在这之外还有些别的东西——一种平和安宁的感觉，轻易就从关于死亡的谈话中脱离出来。我跟埃米提出这一点，她是护师，也是芭芭拉·迪兰尼恩的责任护士。关于这起案例何以独特，她用语言描绘出一幅完整的图画。

"芭芭拉是一位亲切友好的女士。她数次入院，最后一次住院期间，她大把大把的时间是在重症监护室度过的。她从重症监护室转出的那一天，我认为我们俩挺合得来。我让她的丈夫肯回了趟家，拿些她的衣服和私人用品来，好让她瞧着再次像个人。"

"我记得自己说了：你知道的，芭芭拉，你闻起来有点像一只老山羊。她也确实如此！自从住进了重症监护室，她整个人都让人恶心起来——在重症监护室，更多的是拯救生命，而非医疗护理。肯开车回家后，不久他就回来了，带着些新东西——晨衣、睡衣、内衣，以及诸如此类的东西。是的，我告诉她，她闻起来像一只山羊，从那以后，我们俩也确实合得来！"

埃米仔细地看着我，试图判断我对她那山羊之论会作何反应。说老实话，我倒觉得她的言论蛮讨人喜欢的，但是，这也说明了她的诚实，正是这种诚实，让人知晓了埃米与人沟通交流时的情况。

"在最后一次住院期间，"她继续说道，"芭芭拉的身体每况愈下。她又过上了透析的生活，她恨这种生活的每一秒钟。我的印象是，她知道自己因为癌症无法得到另一个肾脏植入体内，但她就是憎恨她的生命继续进行的那种方式，她憎恨那种方式。但是她深爱着自己的丈夫，深爱着自己的孩子们，深爱着与她的生命相关的其他一切事物——除了她已身患疾病，濒临死亡这件事。她总是想要改变这一点。如果她真的能够想出方法重获健康，重新步入正常生活的话……"

埃米的声音顷刻之间变小了，她做了一次深呼吸。

"最终，她深深地意识到，这种事不会发生。她的病情越来越严重。末了，她让自己成为了一名拒绝心肺复苏术病人。这是相当大的一步，因为她起初认为，如果拒绝心肺复苏术，那就意味着我们会把她给撇到一边。我们解释道，当拒绝心肺复苏术病人的要求合理时，她仍将可以被治疗，可以继续或者中止透析。对她而言，这可以接受。

"显而易见的是，芭芭拉不会活很久。在她死之前的数个月，我就知道她不会幸存，但她就是不接受这一点。我怀疑她还心存希望，希望能重获健康，希望一切都将会美好。最后，她还以为自己将要回家。她有个女儿，而且将为女儿举办一场婚礼。"

然而，埃米看见的现实永远无法达到芭芭拉的期望。芭芭拉病得太久了，而且她的呼吸问题从未真正治愈。她的肺状况很差，如果没有大量的氧气，她根本无法呼吸，而且因为呼吸如此不足，她本人不能接受任何身体上的治疗。她的生活被健康状况限制着，令人难以置信地限制着。她能做的一切就是躺在床上，思虑着如果做透析的话，情形会有多糟糕。

"我们那时一直在聊她女儿即将到来的婚礼，在八月的鳕鱼角，它将如何举办，又会有多么盛大。芭芭拉一直在说，'我必须得好起来，因为八月就要来了。八月就要来了啊！'那场婚礼常常是她的目标。她下定决心要亲眼见到她的女儿简结婚。"

尽管这一希望对芭芭拉来说是个强动力，但越来越明显的是，这件事并不会成为现实。把这件事告诉芭芭拉的重任，落在了埃米的身上。

"有一天，我说了：芭芭拉，你好不起来的，你撑不到八月。我看出了她的惊讶。"

还是那一天，芭芭拉的女儿简也来看望她了，她一直坐在母亲病房的床上，计划着婚礼，谈论着她的礼服。如埃米所言，她等到了合适的时机，将芭芭拉的女儿带到了走廊里。

"我认为你母亲很快就要离开了——在接下来的几天之内。"埃米说。可以理解的是，简遭遇当头一击，难以接受，花了好几分钟才镇定下来。就像芭芭拉，简和她的整个家庭都将这场婚礼视为他们全部希望的焦点。埃米的话把他们之前数周、数月想要相信的一切，全都否认掉了。

等到简从当头一击中恢复过来，埃米问她："你觉得现在就结婚怎么样？"

简几乎要倒在地上了。"但是……但是我八月才结婚啊。"她结结巴巴地说道。

"你母亲的计划是看到你结婚，这就是她全部想做的事。因此，我们为什么不试着让你结婚呢？"

"什么时候？"

"今晚。"埃米回答道，一边说，一边惊讶于她突然之间扮演的角色。埃米都没有计划过自己的婚礼，她的第一场婚礼全程由她的父亲来协调。至于她的第二场婚礼，她和她第二任丈夫只简简单单走了个过场就结婚了。而现在，她竟然建议组织别人的婚礼——而她，事实上还是个陌生人。

"这是私事，"简反对道，"我们不需要这个。"

但埃米可不是一个轻言放弃的人，尤其当遇到像这样一个情形的时候，在这种情况中，她明白不这么做的结局将会如何，那些结局都很不好。埃米继续跟简交谈了一会儿，试图用她自己多年来的经验说服她。最终，简的未婚夫艾伦说话了。

"简妮，我觉得我们需要这么做。"

简看着她的未婚夫，然后转向埃米，赞成地点点头。就这样，婚礼准备工作开始了。

回顾往昔之后，埃米详细地对我讲述了芭芭拉的故事细节，她的声音里仍充满热情。

"真是太棒了！"埃米回忆道，"因为我们所有职工都很优秀，所以这件事真的了不起。突然之间，所有人都聚到一起，拧成一股绳。他们要去做很多我的工作，那样的话，我就能够专注于那场婚礼。否则的话，那场婚礼根本不会举行，因为当准备婚礼的时候，你不能就那么忽略掉其他七位病人的护理。

"这里其实也有些阻碍。我无法叫来一个天主教牧师来主持婚礼。迪兰尼恩一家不是天主教徒，他们是新教徒——我觉得是公理会的教友吧——但那不是问题。我打电话想请一位牧师来监督婚礼，我告诉他这不是一场正式的婚礼。它只是一场婚礼，好让芭芭拉能瞧着，它不会像正式的婚礼一样诉诸文书。他拒绝了，因为在他看来，这样的婚礼是欺骗性的，也是在撒谎。噢，看在基督的份儿上！

"那个牧师后来还是出现在了肾脏科，试着解释他的立场，我对他说，'我不在乎。如果你不打算帮我，你就从我的视线中走开，因为我目前还有一大堆事要忙。'我最后还给市长办公室打了通电话，想找来一位治安官。结果证明那是个相当棒的主意，他们都很乐意帮忙。

"与此同时，营养学家金英熙，还安排了一餐，有鸡尾酒虾，牛肉卷，还有香槟。她出去给芭芭拉买了她最喜欢的柠檬蛋糕，上面有卷曲之类的装饰。"

"婚礼开始成形了，芭芭拉的女儿简对我说，'噢，我的天哪！我需要我的礼服，可它还在波士顿的裁缝那儿。'简的未婚夫艾伦钻进了汽车，很快便开走了。与此同时，我们的一些职工去了医院的礼物商店，给芭芭拉买了一件睡袍，好让她看起来像模像样。我们都帮芭芭拉化妆。让一位濒死的女人看起来气色不错，其实相当难办，可在这种情形中，收拾一下的芭芭拉还瞧得过去。"

"那个准丈夫从波士顿回来了，带着一件钉在一起的礼服——小别针钳住了袖子，把礼服衣身的部分和裙子系在一起，他就带着这么一件易坏的服装回来了。简一把抓过她的化妆品，在她母亲的病房里打扮起来。艾伦和她父亲回到了家里，换上他们的礼服。

"全·查诺,我一个同事的丈夫,工作是给婚礼录像,他来到医院,把婚礼的过程录了下来。全成功地录下了那些傻事,诸如简穿上了她的新娘礼服,别好肩部的小花束,还有那些在新娘及其母亲的特殊日那天,你能看见的常见的画面。婚礼都录了下来。

　　"肾脏科的一位访客注意到了婚礼的喧闹,她向我提及自己为教堂唱诗,问我她是否能够加入其中。我说,'太棒了!你被雇用了!'她飞奔回家,换上了一套华丽的连衣裙,看那打扮,分明准备好了成为一名歌手。我们把小教堂装饰好了,夜晚悄然而至。有人奏响了风琴。我不记得是谁负责读那些词,但治安官是真的很好。

　　"到那个时候,芭芭拉的情况实在是糟糕。她的肾脏持续衰弱,我们甚至不确信她能否撑过婚礼。我们将芭芭拉连同她的床一起推进了小教堂。那张床是医院里特制的床之一,很大。整个婚礼仪式中,我们站在一旁,随时准备好给芭芭拉注射,如果她停止呼吸或心率下降的话。我们手头还有一些药物可以给她,但幸运的是,我们没有用到这些。我们还决定不把急救车^①弄到小教堂里,因为那样看起来会很不得体。"

　　据金所言,护士们想方设法让芭芭拉活着。

　　"我最大的任务就是照顾埃米的其他病人,好让她得空去做那些事。或者至少可以说,这是我在那场真正的婚礼之前的主要工

---

① 急救车(code cart)是一种在医院用于运输和分发紧急药物,携带心肺复苏和其他医疗用品仪器的设备(多为抽屉式带轮车),以及时挽救患者的生命。

作。芭芭拉的血压有很多问题。她无法保持能够拯救其生命的血压——不夸张地说。我们真心希望她能撑过那场婚礼，因为我有个遥测认证，我问道，如果我给她用了药用多巴胺①，用滴定法测了她的血压，那样子是否可以。我们打算让她全程保持清醒，那样的话，她就能瞧见发生的一切。因此，在所有婚礼的准备人员中，是我让她连着心脏机，是我一直在盯着她的血压周期，小心翼翼地调整着药物。当她的血压下降了，我会用上心电图机，那样的话，她的血压会稍稍达到平稳状态。"

正是来来回回的团队合作使芭芭拉得以撑过星期五晚上的婚礼仪式。

"我们小小的病人休息室那天被布置成了接待会。"埃米解释道，"那个营养学家带了花——许许多多的花束——给简和其他人。那真的就像一场……那真的就像一场普通的婚礼，从任何层面上说，除了新娘母亲濒死这一点。那儿有鲜花，有红酒，有你期待在接待会上能够看见的一切。

"简走了进来，他们播放了那首常见的音乐——你知道的，'新娘来了'。整个婚礼期间，我们让芭芭拉在后面，以防万一。她病得很重，但是她一直在说她有多幸福。听到这些话，我感到一阵简单的喜悦。"

"之后，我瞥了瞥坐在芭芭拉床上的简和艾伦，他们握着她的

---

① 多巴胺，中脑的神经元物质，其含量多少会影响到人的情绪，药用多巴胺多用于各类休克症。

手。这一切真是很值得。芭芭拉则欣喜若狂。她看到了她的简妮结婚了。我们放了些曲子，这对新人一道跳起舞来。艾伦是个很好的丈夫。"

我问埃米，芭芭拉是否可以加入这场婚礼随后的欢宴，她回答道："完全没问题！她能吃牛排，而她之前数天之内都无法进食。她还就着她的柠檬蛋糕喝了些红酒，她咬了一大口婚礼蛋糕，囫囵咽了下去。芭芭拉玩得很欢，而心理上，她可能还是跟她长久以来一样吧，保持警惕。"

埃米笑着加了一句："供餐部干得很漂亮，晚餐准备得好极了。我不清楚你的情况，但是我要告诉你，在我们医院的食堂里，我从没碰见过牛肉卷。"

我很好奇，于是接着问："芭芭拉的透析中止了吗？"

"是的——芭芭拉自己选择中止的。我认为，她的医疗状况很糟糕这件事已经很清楚了。癌症和慢性肺病在一点点杀害她，透析也无能为力。我不确切地记得是什么时候她做出中止透析的决定。她看起来已濒死好多个星期了，不过，我认为她要透析直到生命的最后一天。如果我记得没错的话，那个星期四，她可能接受了透析。几乎直到生命的最后一刻，她都与透析为伴。但我知道，在婚礼之后，她没有再次接受透析。"

在强迫病人接受透析的问题上，金有一些强烈的意见不吐不快。

"我们都会发牢骚——我们每一个人，"她告诉我，"停止治疗或者不开始治疗，从不被视为选择——它们应当成为选择。有些人已是八十二岁的高龄，我们真要考虑开始透析吗？透析的意义何在？透析了又能如何？将技术运用于实践，干扰自然进程，并不总是合理的。"

笑过之后，她开始说话，一脸严肃，"当一个家庭成员哀怨道，'但是亲爱的，你必须做透析。'我摆出不止一个恶劣的表情。我直直地看着那位家庭成员——孩子，配偶，或者是家长——我告诉他们，这不是他们必须要做的，因为你，他们当然也不是必须这样做。如果他们——我指着病人——想要去做，那么一切都好。但你并不必须是那个连上机器的人，你不是那个必须对他们感受到的东西深有同感的人。你应该做的就是支持他们的决定——不管你喜欢与否。说老实话，你喜欢与否，这一点根本不重要。

"除了身体患病，除了那些在前头等着的改变生命的重大决定，任何人最不需要的，即被家人逼着持续做那些他们不想做的事。当我们跟长者相处的时候，情况尤其如此——那些长者，他们活了很多很多年，在他们的一生中一直很快乐，现在，他们要接受生命即将终结。有些家人似乎忘记了，有时候你如何度过剩下的时光，比你单单只是活着更为重要。你知道的，任何人都可以活着，但重要的是你如何活着。

"当你开始透析的时候，几乎每一件事都改变了。对医护人员来说，这样讲话很容易：好的，你将在每周一、周三、周五接受透析；你需要这个外科设备放到你的手臂里边；噢，是的，你现在必须改变你的饮食，你要做这做那；顺便提一句，你会动辄便秘，发痒难耐。对家人而言，这样讲话很容易：我们觉得你应当透析。难以接受的是，父亲或母亲要死了，我还必须支持他们的决定，即便我不喜欢。我们都会自私，我们会困在自我的牢笼中，关注那些让我们好受的事情，而非让父母亲好受的事物。

"芭芭拉·迪兰尼恩的家人却不这样。这可能与她如何影响他们有关，他们和她自己是一种人。她是一个善良的人，总在向外给予，她不自私。在很多方面，她还称得上无私。她的孩子们从她那儿学到了那一点。因此没有威逼恫吓，也没有讨价还价，或者是要求恳请，好让她再接受三个月的透析。她的家人倾听她的话，尊重她的偏好。他们看见了她一直在经受着的一切，他们晓得，她在为自己做出正确的选择。"

金评述道："那场婚礼还真的挺像模像样。芭芭拉看到她女儿结婚了，参与了一顿不错的欢宴，甚至还吃了些食物。之后，在接下来的几天中，她的家人过来探望，陪她说话，播放录像带。他们看着每个人小时候的照片，他们唱歌，回忆一家人外出度假的情景，回想那些好的与坏的时光。他们还有机会记住那些年所有的生活，悲伤，幸福，还有老旧的运动衫。"

我问金"老旧的运动衫"指的是什么，她解释道："只是些不同的东西——我们都有的家庭小细节。比如，长子总有双臭袜子，他总因为那被取笑。在我家里，则是我鼻子发出的噪音，因为我鼻窦不舒服。关于每一位家庭成员，总有些什么让大家来取笑、铭记——一个昵称，一个怪癖。"

"芭芭拉的家人能够经受那一切，能够道声再见，他们还能够对她即将去世这一点感到心平气和。他们理解她身上正在发生些什么。这一点也不让人讶异。他们都确切地知道什么正在发生，确切地知道它发生在一个安全可控的环境中，里面是他们谙熟的人。芭芭拉进出肾脏科如此频繁，以至于他们都认识我们，他们能认出我们的脸，也能够记住我们的名字。当家人不在的时候，他们确信我们会在那儿，那里彻彻底底是一个安全的所在。这样真的挺棒。"

"如果芭芭拉感到焦虑，我们会帮助她。如果她感到痛苦，我们也会帮助她。她临终的日子并非伴随着痛苦、折磨和不适。她的家人被免于看她受苦。对一位母亲来说，那可谓最糟的一件事——让家人看着你憔悴，他们对此却什么也做不了。对芭芭拉的家人来说可不是这样。他们有我们在照料着这些事，而我们也确实这么做了。我们提供关怀，那样子的话，他们跟芭芭拉度过的最后时光，不再是人人哭泣呜咽的可怕记忆。"

金说着说着停了下来，看着我，好像在评估我对她接下去要说的将会作何反应。

"请包涵，因为这可能听起来怪怪的。"她最终还是说道。

"迪兰尼恩家的经历则几乎相反。这就像当你怀孕了，在胎儿即将诞生的最后几天内，你是如此兴奋。你坐在摇椅里摇啊摇啊，然后对着肚子说话：'我已准备好让你出生，你的小床已准备就绪。'你把小人儿的衣服叠了又叠，这件事激动人心，充满欢乐，你知道这是一段当你回顾往昔时会欣喜愉悦的时光。你时刻准备好迎接你生命中这一重大事件，当它发生时，你准备就绪。是的，也要承认，这件事可不像怀上宝宝那样令人欢喜；然而，在这件事中，有准备，有分享，还有我们都已准备好的共识。每个人都能接受它。这件事真的了不起。我的意思是，这件事令人悲伤——当她去世时，悲伤无以复加——我也无法从她家人那儿带走那份悲伤。他们仍然心痛熬煎，觉得孤孤单单，思念着她，他们承受着她的死带来的一切打击。但是想象一下，心灵的平静是可以被分享的，有多少人得到了那份内心的平静呢？"

芭芭拉的孩子简和肯，接受了来自《斯普林菲尔德联合新闻报》的劳里·鲍勃斯基尔的采访。简告诉她："我一开始以为，我母亲会一直陪伴着每个人，但这件事不知道哪里改变了。

"我父亲这个人并不感情用事，可当他看见了穿着婚服的我时……当他看见四个护士试穿伴娘服装时……当独奏者唱起'上帝的祈祷'时……

"整件事正在变好。它就像是我和我母亲过去常一起看的肥皂剧，像《我们的日子》。它把我们生命中最糟糕的日子变成了开心的事情。

"我们觉得，这是场真正的仪式，比原计划八月举行的婚礼更有意义，也更富精神性。我们现在觉得已婚了。"

芭芭拉去世的时候，她的儿子肯还是《费城讯问报》驻罗马的记者，他很快又跟着第 173 空降旅奔赴伊拉克北部地区。尽管错过了婚礼仪式，但肯很快飞到医院里母亲的身边。摄影师马上转录了音乐，完成了编辑工作，肯稍后得以通过录像带观看了整场婚礼。

肯是这样说的："（过后在我母亲的病房里），我们看了在墙上放映的家庭电影。我们带进来啤酒和中餐。芭芭拉养的十三岁的虎斑猫被允许进入探望。"

"第一次来的时候，虎斑猫待在搬运器里，"简说道，"第二次来的时候，虎斑猫在母亲腹部那儿睡了两个小时。这对她来说意味着太多太多。"

因为芭芭拉无法活到能亲手抱着她的孙儿孙女们，一位职工就让他的表亲带来她的孩子。埃米评论道："当有人快要死的时候，规则是可以打破的。"

由于注入的吗啡的影响，芭芭拉开始昏昏欲睡。埃米说："孩子们跟她谈心。我让他们确信，她仍然可以听见。简走了过来，跟她谈了谈她的葬礼。她身材并不高大，却是个烈性子的女人。在她身上，可以看见许多芭芭拉的印记。她告诉芭芭拉说，她让他们的父亲买了一副昂贵的棺材。"

在我们访谈期间，埃米曾对我说："当芭芭拉死的时候，她的家人都在她的身边。孩子们在病房里睡觉，我相信是她丈夫在陪着她。婚礼是在星期五那天，而她，死在星期二清晨。她慢慢离开，然后生命终结。我认为她的死没那么惨，她的死没有那么痛苦。我认为，在我开始轮班之前她就死了，因为我记得自己走了进来，她在那儿，已经死了。她的孩子们有时间来接受这一点，而且也没有弄得很难看。我想，他们都对那个周末心怀感激。"

"主治的肾病学家宣布她已经死亡，我们稍后开始了尸体处理工作。我认为人们处理尸体可能有不同的方式。在芭芭拉的例子中，这种方式当然不同，因为芭芭拉是如此特别。你给她洗浴了最后一次，那样她就不会被打发处理了……"

当埃米回忆那些最后的场面和时刻时，她的音调慢慢低了下来。

"我不晓得那有多必要，但那就是我们做的事——最后一次洗浴。我们本不应该为他们再穿上些什么。此前我已经因为用病号服和毛毯将死人送往太平间遭到训斥，但是，我总会给死人穿上病号服，用一张干净的毛毯裹着他们。你本不该这么做，因为这是在浪费亚麻布。但是，一想到把某人裸着扔进塑料袋里，我就觉得可憎。因此，我就那样做了。"

金跟我说话的时候，她看起来格外忧郁："芭芭拉死的时候，我不在医院。我数天后才回到医院，通常当你轮班的时候，你问的第一件事就是'她已经走了吗？'你投入工作，抬头看着那块板，想瞧瞧那个名字是否还在上面，跟其他所有积极接受治疗的病人的名字排在一起。如果她的名字不在那儿，在问之前，你心里已经有数了，但是出于某个愚蠢的原因，你还是会问，你想得到确认。我问了芭芭拉的情况，得知她已去世。我对她的家人曾陪伴她不由得心存感激。"

"我去了芭芭拉的葬礼，"埃米的声音很轻很柔，"那可能是我出席过的最好的葬礼了。葬礼在东朗梅多的公理会教堂举行，那正是芭芭拉期待的一场葬礼。我习惯出席天主教徒的葬礼，那一类葬礼上，一名牧师站在前面，读错死者的名字，那差不多是葬礼的结束。在这个葬礼上，人们站起身，说着芭芭拉如何影响了他们的生活。这场葬礼非同寻常的好和温暖，这是一次亲切的送别。"

我问埃米为何组织了这样一场婚礼，她回答道："我不晓得。组织一场婚礼似乎是该做的事儿。一旦我开始做，很多人都来帮忙。

"如果非要搞清楚我做的事……我得说，在我几次结婚的时候，我母亲从没有在场。尤其是我第一次结婚——重大的一次——那是一场天主教婚礼，有礼服，有一整套……我觉得对一个女儿而言，母亲能够出席她的婚礼，这件事很重要，那或许便是促使我自愿组织这样一场婚礼的原因。"

我喜欢听埃米说话，不希望她关掉话匣子。我想听到更多她的观察，但还有一个话题困扰着我。我把她带回访谈开始，问她："你是告诉芭芭拉她快要死了的那个人，医生的角色是什么？"

埃米答道："芭芭拉她就是不肯承认！对每个人来说，她快要死了这一点显而易见，可对她芭芭拉来说，情况并非如此。她就是不想接受这一点。围绕着这个问题，每一个人都欲言又止。没有人想跟她直来直去。有一天，我就那么说了：'你快要死了。'"

"这种事多多少少变成了护士的任务。我确信我们成功做到了一例，因为没有其他人成功过。我们把这当作我们的职责。如果医生不做，那么，我认为我们都已决定自己做。我猜有些医生比其他人能做得更好。可我觉得，患者等得太久太久了。我的意思是说，当百分之九十八的你已经死亡，那时候有人告诉你这件事是没有意义的。这件事必须更早时候谈论。因此，总是我们护士在做这个。

"当我刚开始做这件事的时候，情况很困难，但现在，我觉得这是我的工作。我觉得自己有责任跟病人说实话，因为他们需要知道。在我看来，如果我们不说的话，其实是在帮倒忙。我可以理解年轻的护士——新来的护士——不这么做，因为这么做当然需要一定水平的安慰本领。我可不认为，一个新来的毕业生，能轻轻松松地走进病房，告诉病人他们快死了。不过，我觉得我有责任和义务对病人那么说。如果是我自己或者我的家人躺在病床上，濒临死亡，我当然希望有人明白告诉我们这一点。我希望最后的时光能与众不同。我想，如果人们知道自己快要死了，他们的行为方式会有所不同。"

* * *

芭芭拉·迪兰尼恩在山景城小学教三年级，是朗梅多高中的特殊班助教，她的丈夫则是一家保险公司分部的副总裁。在马萨诸塞州的东朗梅多，他们给自己两个孩子提供的是可靠的中产阶级教育。芭芭拉最引以为自豪的，就是成为一名母亲。

医院的医疗记录显示，她死的时候五十八岁。肾衰竭从七年前就开始了，因为一种常见的遗传性疾病——多囊性肾病。她接受了两次肾脏移植，但都以排异反应告终。她还被诊断出患有霍奇金淋巴瘤，经历了好几次化疗和放射治疗。自始至终，她的腹膜透析治疗因为葡萄球菌性腹膜炎变得错综复杂——葡萄球菌性腹膜炎是内脏受到复发性、痛苦的感染。

芭芭拉最后一次入住贝斯代特医疗中心时，她一直呼吸困难，而医院的结论是，她死于一种名为闭塞性细支气管炎的呼吸感染病——闭塞性细支气管炎是急性肺炎的一种。转入肾脏科病室前，她在重症监护室待了一个多月，左腿静脉和动脉里都有凝块，而用抗凝药物后，她又出现了并发症。她选择接受血管外科手术，改善腿的血液循环。在住院期间，她还患上了心律失常；后来心率失常治愈了，她的心率恢复正常。芭芭拉一直呼吸困难，又过了一个月后，她的情况开始进一步恶化。她决定停止透析，写下了拒绝心肺复苏术的要求。

对那场婚礼的提及只在几份简短的笔记中出现。婚礼过后的第二天早上，芭芭拉·迪兰尼恩被描述为"气色不错"，她的家人在病房里，一起看婚礼录像。一名护士在病程记录中写道，这一天是"让所有人都为之动容的一天"。

稍后，在芭芭拉又经历了呕吐与吸气之后，她和她的家人要求开始用一滴吗啡。医师引用她的话说，"你们承诺过的"——这句话指的是先前关于无痛苦、无煎熬死去的谈话。

最后的护理报告指出，病人反应迟钝，处在濒死呼吸的状态中（临终常见的一种呼吸模式，与痛苦和不适没有任何关系）。据说家人都出现了，对这一情形表示接受。

早上五点五十五分，检查确认，病人无脉搏，也没有呼吸，瞳孔对光线不作任何反应，芭芭拉·迪兰尼恩被宣布死亡。

母亲死后不久，肯·迪兰尼恩在《斯普林菲尔德联合新闻报》上发表了一篇文章，题为"医护人员表现出了巨大爱心"。在那篇文章中，他解释道，"那时并没有时间领结婚证，或者是参加一次血液测试，因此，那场婚礼在严格根据法律意义的层面上并不合法。原定于八月的婚礼仪式仍会照常举行。"

"但对我的妹妹妹夫——以及对我母亲——而言，贝斯代特的婚礼一样真实。那场婚礼把原本可能是绝望的一天变成了满是希望与欢乐的日子。它鼓励了我们，包括我母亲在内，让我们周末得以团圆。在这个周末，我们细想的不是世间的不公，而是回忆与爱。

"在医院病房里的接下来三天内，我们喂母亲她最喜欢的餐馆食物，在她那八毫米的放映机上看了场家庭电影，我们还庆祝了我父亲六十六岁生日。

"在星期二早上，她平静地离开人世，我和简都睡在她身旁。

"在殡仪馆瞻仰遗体时，我们播放了婚礼录像。婚礼庆祝，稍稍改变了母亲去世带来的悲恸。"

第六章 计划死亡的转折点

伦理学家丹尼尔·卡拉汉[①] 曾以敏锐的笔触撰文，谈到了一种"可以宽恕的死亡"，尽管他脑中的死亡对象是那些要比芭芭拉·迪兰尼恩年长的人，但芭芭拉之死可能也符合他的定义。根据卡拉汉的观点，发生这样的死亡时，人的生命的可能性在很大程度上已经被实现了，对他人的道德义务已经被免除了，其赴死的行为不会冒犯别人的情感与理智，也不会让人感到难以忍受和有辱人格的痛苦。

卡拉汉避免将这些死亡称作"好死"，但是我将在很多方面使用这一说法。芭芭拉·迪兰尼恩之死，并非只是一桩还过得去的死亡，而是一种"非常好的死亡"。她的死，在现代姑息医学从业者看来，可谓一个理想的目标；那是一种当代的甚至未来主义的死亡。在热心医生与先进科技的支持下，她家庭的里程碑得以竖立，她的生命也得到延伸。她优雅地死去了。

我先前提到，生活在美国的我们，死亡的方式在过去一代人那里发生了变化，我指的是对姑息医学的依赖，以及通过停止治

---

① 丹尼尔·卡拉汉（1930—），美国伦理学家，专业领域为生命医学伦理。

疗加速死亡这一可能性的增加。然而，辨识那些会夺走我们生命的疾病发生的变化也很重要。正如斯蒂芬·基尔南在他的著作《最后的权利》中所观察到的，美国人过去常常突然死亡，让人始料未及，但如今，他们死得缓慢。基尔南表示，突然死亡的主因是心脏病、中风以及事故。在过去三十年间，事故死亡率下降了36%；从1999年起，心脏病和中风导致的死亡率下降了大约30%。而这些改善，是创新性治疗方案、预防取得突破性进展的结果，这些突破性进展包括诸如戒烟，降低胆固醇的策略的实施，以及降压药的使用。

如今，美国人缓慢地死于慢性疾病，如癌症、糖尿病、帕金森氏症、骨质疏松症、肺气肿、阿兹海默症。举个例子来说，尽管我们习惯将癌症视为快速的致命性疾病，但这并非事实。虽然患上某些种类的疾病，比如胰腺癌和某些急性白血病之后，很快便会致人死亡，但大多数癌症的治疗还是部分有效的，病人也可以多活个几年。阿兹海默症因为没有任何治愈药物或疗法，是一个渐进的慢性杀手，这一点显而易见。2007年，超过500万人患上了阿兹海默症——与美国阿兹海默症协会在五年前评估的人数相比上升了10%——而在2000年到2004年之间，死于这种痴呆形式的疾病人数，显著地上升了33%。

像今天的很多人一样，芭芭拉·迪兰尼恩死于许多慢性疾病——肾衰竭、癌症，以及持续性呼吸道疾病。当人们慢慢死去时，这给他们和医护人员提供了许多决定或者干预的时机。死于慢性疾病的常见征兆包括身体重复处于死亡边缘，呈锯齿形下降，偶尔部分恢复。尽管我们可能还无法确切地知道个人会何时死于慢性疾病，但是预测性科学正取得进步，在身体健康全面滑坡之前，通常会有足够的症候。虽然目睹了大量病人从看起来已是临终的状态中回光返照，但当病人最终死去时，埃米·格利森、金·霍伊，以及其他老练的护士都已不再感到惊讶。

目前埃米和金习惯于参与到加速死亡的决定中去——尤其是中断维持生命的治疗手段，诸如透析，以及拒绝给予心肺复苏。这是医学实践中死亡率开始得到更多开放接受的结果。直接的影响是，人们越来越需要自己做出医疗决定。说白了，现在大多数人可以实行，且可以选择实行"计划死亡"。

大众媒体对两种类型的死亡——安乐死和医师协助自杀，关注程度很不均衡。我们不知道有多少人在积极安乐死①后去世，但数字无疑很低；而对医师协助自杀的数据——或者至少是官方记录的死亡数据，我们知晓的要多些。1997年到2008年间，俄勒冈州的法令法规准许总计401个人通过医师协助死亡终结生命。2006年，有46起这样的死亡，而在2007年，有49起这样的死亡。2009年5月，一名患有胰腺癌的女士成为华盛顿州首位以这种方

---

① 积极安乐死（active euthanasia），即一般大众熟知的安乐死。指医护人员为解除病患痛苦，依病患要求，刻意采取某种措施以提早结束病患的生命。消极安乐死指医护人员在病患或家属（于病患无决定能力时）同意下，不给予或终止已无法借现代医学技术挽救的濒死病人的维生治疗，而让患者自然死亡。

式死亡的人。然而宣传相当之少的是，每年超过200万美国人做出的死亡决定，包括拒绝医院提供的治疗，停止服药，以及限制治疗方案。引用的研究表明，这些决定加速了重症监护室内90%到95%的死亡，英国医学期刊《柳叶刀》的一篇评论文章写道："好消息是，撤去或者拒绝提供维持生命的治疗措施，如今已是标准的做法了。"

过去两百年间，美国人在涉及死亡的话题上，想法像钟摆一样来来回回。当费城的宾夕法尼亚州医院和波士顿的马萨诸塞州综合医院在18世纪和19世纪初建立伊始，医院的做法是，明确拒绝接收濒死的病人住院。早期的医院单单致力于治愈患者，没有资源治疗临终病人，那些人被鼓动回家去死。

我办公室的墙上，挂着一幅柯里尔和艾夫斯公司[①]的印制图画，画中描绘了乔治·华盛顿之死。华盛顿当然不是在一家医院里。他躺在自家的床上，周围是他哭泣的家人，一位关心他的朋友，一名表情阴沉的主治医师，还有两个忧心如焚的"家佣"（奴隶）。伟人理想的死法是战死沙场，或者死在家里，身边围着一群心碎的红粉知己。但是，20世纪上半叶，人们对死亡的态度改变了。即将死亡的男人女人频繁进出医疗机构，更多基金会和科学院所转向了医疗关怀的提供上，人们慢慢形成了一个期待，期待他们可以在医院里接受治疗，直至生命的终结。这一代人变老后，

---

① 美国著名打印机公司，由纳撒尼尔·柯里尔在纽约创办，他后与公司里的梅里特·艾夫斯成为合伙人。

养老院成了继医院之后第二个常见的死亡场所。

过去，死亡几乎不被看作是解放；相反，它被视为一个难以和解的敌人，它应当被抵制，被打倒。每一个在敌方的荒野中艰难跋涉过的探索者，在国家战争和军事冲突中打斗的英雄人物，都能确切地说明同一信条——一个人必须持续作战，直至生命的最后一息。在医学学科范围内，这一社会语境是显而易见的，过去一个世纪的大多数时间内，医疗护理整个导向是打败死亡。所谓胜利，是以征服某一疾病来衡量，或者通过五年的成活率百分比的改善来评判的。

20世纪最后二十五年间，当法院做出一系列具有重大影响的司法判决，社会态度发生了显著改变，这些司法判决标志着"以任何代价都要保住生命"的哲学产生了激进的变化。法院的判决中牵涉了两名年轻女士，卡伦·安·昆兰（1976）和南希·古鲁辛（1988），她们像泰里·斯基亚沃一样，在撤去维持生命的设备之后，先后陷入了持续性的植物人状态，使生命伦理中病人自主权和自我决定的原则具体化。俄勒冈州最近的一项关于《尊严死法案》允许医生协助死亡的研究发现，100%的参与者认为丧失自主权是他们生命的主要问题，其次是参与活动能力的下降，这使其感觉不到生活愉快（86%）并失去尊严（86%）。如今最高法院已反复宣布，不仅需要经病人同意才可进行任何治疗，而且在任何时间，病人都可以撤回同意，而当他们撤回同意时，治疗必须立刻停止。在我们的现代法律体系中，未经同意而进行的医疗被列为企图伤害罪，且是医护人员对病人无助身体的非法侵犯。

换句话说，对一个包容差异和尊重价值选择的社会而言，个人才是身体的最终决定者。这导致了一个深远的理念出现：如果治疗的痛苦超过其带来的好处，现在可以由病人和他们的代理人——他们深爱的人，家属，以及医务人员——来决定病人的身体。"要适可而止"的观点已经进入医务人员的意识中了，大门已经打开，计划死亡变得容易了。现代临终关怀和姑息治疗振奋人心的种子，最早出现在大不列颠，现已在全美国生根发芽，快速成长。

导致美国时代精神①发生了改变，且使得姑息医学准备就绪、为人接受的转折点是什么呢？是什么让我们能有一个时刻，让一位濒死的母亲可以被告知她的疾病预后②，在不久之后参加她女儿在医院中举办的婚礼？尽管有很多影响因素，但三大事件应当格外强调：精神病医生伊丽莎白·库伯勒—罗斯③的开创性努力，二十世纪六七十年代医学科技领域内的重大突破，还有艾滋病的流行，尽管这听起来自相矛盾。

不幸的是，库伯勒—罗斯因其有吸引力但又不合理的理论更加为人熟知。她的理论宣称，当人们适应已处晚期的疾病时，他

---

① "时代精神"原文为"zeitgeist"，本属德语，后被收为英语词汇。

② 预后（Prognosis），指根据病人当前状况来预测疾病的可能病程和结局。

③ 伊丽莎白·库伯勒—罗斯（Elisabeth kübler-Ross，1926—2004），美国著名精神病学家，国际知名的生死学大师，著有《生命之轮》《下一站，天堂》等。

们会经历不同寻常的心理阶段。她的理论得到了门外汉的广泛接受，可心理学家和心理治疗师不买她的账，他们长久以来拒斥"应对疾病和悲伤存在着明显、线性的阶段"的见解。但其实在现实中，我们能同时感受到库伯勒—罗斯描绘的很多情感。

更为重要的是她在芝加哥大学医疗中心的示威，真可谓令人心悦诚服。在示威中，她表达了自己的观点：当病情严重的患者拥有坦率讨论他们的恐惧、愿望与临终关怀偏好的机会时，他们并未受到伤害，事实上他们很满足。库伯勒—罗斯选择与社会主流观点决裂，她雄辩地解释道，濒死这件事，并不需要遮遮掩掩，也不需要被善意的谎言保护。她声称，真相并不必然会摧毁希望，当被给予了亲自做决定的机会时，人们可以积极应对。以她为先锋，其他的医学从业人员开始去倾听濒死病人的心声，显而易见的是，并不是每一个人都希望要不惜任何代价活下去。当然，也要承认，有些人想要彻底尝试一切治疗手段，以延长生命或者确保生存。但是，很多人坚决反对这一策略。

第二个转折点是一系列医学的进步，医学进步使器官衰竭和其他严重的病情不再是死亡的同义词。在过去，如果你的肾脏或是肺出现衰竭，你将会死去，现在却不必然如此。相反，机器可以补充或者是替换人类已遭损害的器官系统，心脏、肺、肝、骨髓，以及肾脏的移植都成为可能。针对肾衰竭的透析，不仅在理论上可行，而且在政府基金的帮助下，在现实中可以广泛实现；透析中心遍布全国。重症监护室在医院里随处可见，成为科技爆炸与延长生命的必要医学手段。

病人被昂贵且复杂的设备重重包围着，他们依靠这些设备来监控重要的身体机能。如果某个人的心脏停止跳动，可以直接用一根针插入心脏，给一些刺激性药物。又或者，采用"侵入性治疗（aggressive treatment）"这一术语赋予新鲜含义的程序，某人的胸腔可能被外科医生"打开"，把手伸进去，手动抽吸器官（pumped the organ）。在电视上，当严酷的凯西医生加入了温和的女医生基尔代尔和韦尔比，最终，急诊医生狂人，医学的奇迹、挫折和限制成为主流。公众逐渐认识到，太空时代的科技仅能以人工设定的方式保住一个人的命，那个人在重症监护室也好，在透析中心，或者外科病房也罢，这些都不够，在涉及病人能否再次回到接近他们在得病前令人满足的、具有创造性的生活的问题上，这些科技其实关系不大。

艾滋病的流行也助推了社会对死亡态度的变化。自从 20 世纪初开始的流行性感冒开始，这是医学成就第一次被一个显然既不可逆又无法治愈的晚期疾病弄得虚弱乏力。医学原本一直处在从"零伤害"到"尽一切努力"的转变过程，但是这一切却因为艾滋病而陷入了深深的怀疑中。尽管对病毒的恐惧和治疗看起来无效的现实导致了一些感染者从重症监护室隔离出去，其他的病人却有意选择避免更为积极的医疗干预。

在重复见证了艾滋病及艾滋病治疗为患病的友人和爱人带来虚弱乏力和颓废不堪之后，许多艾滋病患者选择主动加速他们的死亡。自杀秘密增加，且被看作避免使别人受到感染的一种方式。在这些自杀举动发生之前，病人的朋友、家属、爱人会经常聚在一起，忆及美好时光，表达他们未曾说过的那些话，进行最终的告别。这些常常会成为公共事务——尤其是在艾滋病流行的中心，旧金山。这些自杀举动促使一个理念不断成熟：一个人并不需要在全副医学科技武器的装备之下，同死亡作着艰苦卓绝的斗争，这一理念也渐渐开始渗透到美国社会中。当然，讽刺的是，在长年累月取得医学进步之后，艾滋病最终转变为一种普通的慢性疾病，而非一场无法阻止的瘟疫。

如今在美国，实际上没有医院、养老院、医疗诊所，或者医生的办公室谈论抑制侵入性治疗或者是停止医学治疗，更不用说提供这样的服务了。肿瘤学家可能持续向病人建议折磨人且苛刻的癌症治疗，但现在很多医师也考虑可能不那么"成功的"、更少麻烦的疗程治疗。

多数美国人逐渐赞同罗莎琳·卡特①在《写给普通人的指南》（*Handbook for Mortals*）一书序言部分中流露出的感伤情绪："面对生命中的重要事物，我们常常敷衍，有时这一做法带走了死亡的阴影，让我们领会到，爱、家庭和信任才是关键。"当医务人员认识到芭芭拉·迪兰尼恩即将到来的死亡已经不可避免之际，显然这句话也适用在她身上，他们帮助她和她爱的人充分利用了剩余

---

① 罗莎琳·卡特（Rosalynn Carter，1927—），美国前总统吉米·卡特的夫人，她数十年为公益事业奔走，赢得了很多人的尊敬。

的时光。对参与者来说，这样的死亡是超然的体验，因此，我们必须认识到，他们所代表的是一种从上几代人的医疗实践中发生的巨大改变。这些死亡，也对那些相信任何加速死亡的干预在道德上都是错误的人，提出了直接的挑战。

加速死亡的医学实践，比如停止透析的反对者指出，我们太过频繁地过度简化了许多情形。持这一评论的怀疑论者并不必然就是错的，治疗终止的荣光与复杂性，在金间接提到的另一个案子中十分清晰——那个案子的主角是本杰明·巴布科克。

第七章 生命多美好

在奥尔加·瓦斯克斯给本杰明·巴布科克洗了一次海绵擦浴之后，他的皮肤闪亮得就像上等红木。她小心翼翼地把润滑剂涂在他身上，试着避免因自己的漫不经心而给他造成伤害。在十一年的透析治疗后，他的皮肤早已变得异常干燥灰白。随着时间的流逝，无论你最初是白皮肤还是黑皮肤，肾衰竭都会缓慢地改变你的肤色。肝脏会将蛋白质中的氨基酸代谢成人体的排泄物尿素，正常的肾脏尿素会随尿液排出。本杰明·巴布科克的肾脏再也无法执行这一功能。相反，尿素通过他的皮肤排出，蒸发，就像出现的冬季之霜。

尽管透析周期性地将人体内聚集的尿素和体液排出，但很不幸的是依然无法减缓无情的衰老过程。治疗也几乎不能中止高血压带来的断断续续的并发症，而高血压是肾衰竭最初的原因。随后，在他每次住院期间，奥尔加和贝斯代特其他的肾脏科医师都会尽最大的努力帮助他，帮他对付任何新的医疗问题。在两次危机之间，他们也给予了小小的安慰，比如给他洗一次温热的海绵擦浴。

我办公室的电话响了，那头是一个同事在问："你看今天的《联合新闻报》了吗？"

听到我的回答是否定时，她说："你在那儿别动，我马上就下来。"

她一边递给我斯普林菲尔德当地的报纸，一边大声说道："你对停止透析这块儿有兴趣，应该好好看看。"

报纸上的头条标题写着——"给天才的人生涂抹上擦亮剂：亲爱的擦鞋男人住院了"。两张照片附在下面，其中一张是本杰明·巴布科克在他的擦鞋台工作时的情景；另外一张他在贝斯代特一间病房内，他的姨母——伊丽莎白·M.沃德夫人在照看着他。第一张照片是几年前拍的，展示了一位英俊的黑人男士以擦鞋职业的传统姿势，屈膝对着客人，用力把鞋子擦亮。本身穿运动夹克，胸前的口袋里放着一块丝制手帕，手帕往外伸了出来，一条围巾时尚地披在他肩上，一根引人注目的金项链挂在脖子上。他还戴着一顶活泼的帽子，世纪之交的报童戴的那种，当他工作的时候，他笑得温和而善良。那张照片将注意力放在了本那双又大又粗的手上。你可以感觉到他的力量，他的神秘，他的满足。

在第二张照片里，本看起来老得多，也脆弱得多。他身体的收缩程度显而易见。先前穿着的运动衣被换成了一身羊毛长袍，一张毯子盖在他的膝上，他穿着医院里的睡衣。挂在他脖子上的还是那根金项链。本的姨母保护性地握紧他的手，他们俩对视着，带着显而易见的喜爱，但也掺杂着相当多的不确定。

这份报纸详细讲述了本决定停止透析治疗的情景,许多人涌到他的床边,跟他告别。一天之内,至少有一百个人来看望他,使得他需要搬到一间更大的病房内。医院估计在几天之内,本会有超过三百名的探访者。

《联合新闻报》开篇写道:"他并不是一个参议员,也不是一位百万富翁,或者一名电影明星。他是一个擦鞋的男人。"引用本的一位交情长久的朋友的话:"我自己的感觉是,如果我接触到了本接触过的人中的十分之一,那么,我认为我的人生还是值得的。"另外一名朋友评论道:"本有一种不可思议的天赋,他用自己的心,丰富了许许多多人的心。"

十一年前,本的肾脏停止了工作,这迫使他离开自己的岗位——基督教青年会①下属的那家峡谷运动俱乐部内的总管事,以替人擦鞋谋生。在他住院之前的几个月里,他总待在靠近斯普林菲尔德县政府大楼的塔广场,他的擦鞋台前和色彩缤纷的奇伟鞋油瓶中间。

本曾经说:"(透析)治疗很好。但是,其他将要开始的治疗让我很头痛……在透析的过程中,我病了,厌倦了经受创伤的过程。我可以选择继续治疗还是停止治疗,我的选择是停止治疗。"

这一说法得到了一个邻居的共鸣,这个人在过去三年里一直载着他来来回回接受透析。她后来告诉我,本总会随身带着一个

---

① 基督教青年会(YMCA, Young Men's Christian Association),世界性青年组织,致力于将基督教原则运用在实践中,培育健康的身体、健全的心智和精神。

小小的收音机，听他喜爱的爵士乐，而医师会按时安置他的血液透析床，使他靠近年轻的病人。当男人和女人——通常是二十岁刚出头——告诉他他们的关切时，音乐会形成背景，本将鼓励他们同医院合作，忍受治疗。可如今，夹在他的疾病、并发症和疲倦中间，这个朋友观察到，"他已经崩溃了"。

《联合新闻报》描述道，本拍拍他姨母的手说："再见了，贝蒂①。"之后，他拖长了声音，对他的女儿桑德拉·E.巴布科克说道："桑德拉我的甜心，这个过程真是太漫长了。"接着，他唱起了本尼·古德曼的歌《再见》。

医院里的访客之一是美国地方法院的法官迈克尔·庞瑟，他的鞋很多年里都是由本擦亮的。这位法官曾说："一想到未来身边再也没有他，就让我难过……在这世上，就是有那些特定的人，他们走到哪里，就会把光亮带到哪里，而他就是这些人中的一个……无论何时，只要我遇见他，看见他，或是跟他谈谈心，我都会说，'我真的想成为那种人'。"

本的女儿坦言，最初她对停止透析的决定感到不安。然而，她继续说道："可现在，我看见了这些人来到医院拜访，他们的生命受到触动。我听见脑子里响起一句话，奇迹已经铸就。"

当我继续走着，准备看看正发生什么的时候，我瞧见了本杰明·巴布科克的主治医生，肾病学家戴维·波佩尔，他正在肾脏

---

① 贝蒂，伊丽莎白的爱称之一。

科的护士站同金·霍伊交谈。埃米·格利森正从大厅穿过，给一位刚移植的病人带些许药物，以防发生排异反应。本入住贝斯代特医疗中心之间，金和埃米都曾帮助过他，她们丝毫不为本停止透析的决定感到讶异。然而，她们却对他在医院中被社区中的人频繁探望感到吃惊，她们为本的决定不仅仅被人尊重，而且还受到衷心的祝贺而开心。

当我吸引到他注意时，波佩尔正在电脑上下订单。走去"泡泡屋"——一处安静的地方，它因为能让任何过路人看到内部而得名——他和我一起坐了下来。

波佩尔被普遍看作是一个令人喜爱的人。在一系列包含透析和肾脏移植病人的姑息治疗研究中，我一直与他和他的同事迈克·杰曼合作。波佩尔是一个英俊坦率的男人，有着光亮的棕色头发，他戴着一副薄薄的圆框眼镜，经常穿一双牛仔靴，踏着重重的步子，宣扬他对马匹、对开阔的平原、对蒙大拿州乡村之美的热爱。当我见到波佩尔的时候，我经常微笑，因为他让我想起了电影《灼热的马鞍》①中吉恩·怀尔德的角色。

然而，那一天他整个人看起来非常专业，我问他，本是如何下定决心停止透析的。波佩尔回复道："上个周末我在医院里，正好去看了看他。我被告知他想跟我说话，因为他打算停止透析。根据护士的说法，他已经同他的家属谈过了，让他们每一个人都

① 又译为《神枪小子》或《闪亮的马鞍》，1974 年上映的一部西部片，由梅尔·布鲁克斯执导，吉恩·怀尔德在该电影扮演的是一个正义凛然的神枪手。

为那个决定做好准备。

"我去了他所在的病房，他很自在、警觉，观察力敏锐。因为他的医疗状况中出现了特定的情形，让他认识到，他正在进入一个新的阶段。过去，他的身体状况起起伏伏——就像很多透析病人那样，尤其是年长的透析病人。在医院里，他有时身体或者情感的状态不佳，但他总感觉到身体会反弹——要么是自己恢复健康，要么就是在照顾他的人的帮助下——弹回到一个令人满意的程度。然而，我相信他最终意识到，他足部的血液循环开始发生了些什么，那儿有些感染正在加重，还有疼痛……他正进入一个新的阶段，会遭遇一系列的难题，而难题将会定期出现。我认为，他已经在别人身上看过发生的同样的事——那些病人，他们想要'挺过去'，或者说，他们只是没觉察到，他们的生命现在开始倒计时了，他们可以而且应当避免那些将要随之而来的艰辛。"

根据波佩尔的描述，本曾告诉过他："我正开始尝试一些新事物。为什么我应当受苦呢？为什么我的家属应当受苦呢？为什么我不现在就来对付它呢？"

这是一次勇敢的声明，但波佩尔并未因此感到震惊。

"相当勇敢，本用了新的术语考虑了这件事，他的解决方式是对我说，'透析一直对我有效。它一直在帮助维持我的生命，否则，我早就不在世上，更谈不上享受家人的陪伴，享受音乐，享受工作'。但现在，他想要的是自在。他亲近的朋友和家属都同意该决定。他想要从我这儿得到的是关于停止透析的信息。他想要知道，他会怎样死去，死去要花多长时间。"

波佩尔瞥了瞥泡泡屋窗外的景色，我瞧了瞧熟悉的医师、病人和路过的来访者。奥尔加在走廊里温柔地帮助一位病人，帮她在外科手术后走出艰难的头几步。波佩尔把目光收了回来，重新面向我，说道："本做得很好。他待在一间舒适的私人病房里，精神很敏锐。他有很多访客，而且显然自得其乐。他的情况比这还要好。在朋友、家人和媒体关注中间，这里的体验超越了他的期待。他是一个爵士乐迷，他的客人谈论着音乐。你可以听见一台大型手提式录音机在播放着轻柔的音乐，那是迈尔斯·戴维斯[1]和约翰·科尔特兰[2]的选集。"

我问波佩尔，关于停止透析的决定，他的想法是什么。他答道："我认识本的十一年来，有十年他患有肾病。他本人富有洞察力；他的决定是勇敢的，也是正确的。他做出这一决定的方式，让他自己和关心他的人都很满意。我每天都很乐意走进去——不管是以官方身份，还是简简单单作为一个朋友——为的是跟他道声再见。"

谈到那部圣诞电影《生命多美好》[3]，我是个彻头彻尾的影迷。

---

[1] 迈尔斯·戴维斯（Miles Davis，1926—1991），美国爵士乐演奏家、指挥家、小号演奏家，有"黑暗王子"之称，他的乐队拥有许多顶级乐手，包括约翰·科尔特兰。

[2] 约翰·科尔特兰（John Coltrane，1926—1967），美国爵士音乐家，著名萨克斯演奏家、作曲家。

[3] 也译为《哀乐人生》、《美好人生》等，1946年上映，题材横跨爱情片、剧情片和奇幻片，导演是下文提到的弗兰克·卡普拉。

每年，我都会在电视上看这部电影，这成了家人最大的笑谈。我会再次邂逅里面的人物，享受眼泪滑过脸颊的感觉。当我大声哭泣的时候，当我品尝电影最感人的高潮和低谷的时候，妻子都会在一旁哂笑。每年十二月初，我的儿子们都会承诺，他们要跟我一道看这部电影，可不知怎的，结果却是每年我都独自坐在客厅里看这部电影。

对那些从未观看过弗兰克·卡普拉大师之作的不够幸运的少数人（包括我的孩子们）来说，电影的相关情节是，主人公乔治·贝利（詹姆斯·斯图尔特饰）被积压的许多事件给压垮了，而这些事件将会导致其破产，他蹒跚着步子走向一座白雪覆盖的桥，打算就此结束生命。乔治被一个不幸的守护天使给救了，天使给了他一个重回过去的机会，让他看看很多人曾因他的存在而受到积极影响。该电影以我们的英雄决定继续生活告终，与此同时，整个贝德福德镇的居民都来到他家为他庆祝。所有人都为乔治对他们生活的贡献表示感激，而乔治的经济困境也因集体的慷慨得到解决，乔治英勇的兄弟从二战战场上回来，敬了乔治一杯酒，祝贺他成为"镇上最富有的人"。

在我最初到访数天之后，我又来到了本杰明·巴布科克的病房，我发现他也选择了求生。"我继续接受透析。"他这般对我说并解释道，他为斯普林菲尔德社区的居民对他所流露出的喜爱而感动，以至于停止透析再也无法谈得上合理。他觉得自己分明就是镇上最富有的男人。

因此，之后几分钟，当我看见本的姨母和他的女儿柔和而坚定地面对着他心意的改变时，我感到整个人根本没有准备。当他的家人和我坐在病房里时，本则平静地靠在病床上。沃德夫人抓住了他的手，说道："本，你知道我当初就不同意你停止透析。从那以后，我有一个机会亲眼去看看你病得有多严重，现在我觉得，那倒是一个正确的决定。你很兴奋，因为你终于意识到，在这些天里，你对那些人来说意味着多少。但请允许我向你指明一些事，我们是你的家人，我们爱你，我们在这儿陪着你，其他那些人目前不在这里，他们可能也爱你，不过，每天来医院看望你的人都在变少，无论你选择什么，我们当然都会接受，但是我觉得，自从你做出最初的决定，你的健康就没有出现什么真正的变化。让我说下面这句话实在为难，可我认为，你停止透析的决定是正确的。"

　　在接受数个透析疗程之后，本杰明·巴布科克平静地再次决定停止透析。几天之后，他的讣闻登了出来。那则讣闻有着一个简单的标题"城市擦鞋男"。这篇讣闻里边，引用了来自家人、朋友、法官庞瑟，还有一个美国国会议员的话，讣闻准确地承认了本在最终死亡之前曾两次停止透析。他的家人建议，本遗体的一部分，应当送至全国肾脏基金会。

　　我曾和护理员奥尔加·瓦斯克斯谈起过本，也跟埃米·格利森、金·霍伊，两个肾脏科护士谈起过本。奥尔加对本的死亡反应很是复杂。很明显，她并不赞成停止透析，但她很喜爱她的病人。她告诉我："我如此欣赏本。他让我想起了那本书《和莫莉在一起的星期二》中的一小部分。他想要每个人都在那儿。他不知道如何分别……他是个很优秀的人。"

埃米和金同意道，在这个重大的决定上，巴布科克先生有权改变自己的主意。但她们都很清楚，在她们看来，终止治疗才是正确的选择，她们不相信延长痛苦那一套。她们的观点超前了十年。很偶然的，我正在医院里会见本杰明·巴布科克的访客之一。在这家医疗中心，我负责评价所有潜在的可移植器官的捐赠者，而这位女士很不寻常，因为她想要提供肾脏给任何一位出现肾衰竭的人。这位匿名无私的捐赠者，曾是本所在的匿名戒酒会中的一员。当本住进了贝斯代特，她在其他二十个匿名戒酒会成员的陪同下前来看望本，那二十个人在病房内站成一圈，手拉着手，为他祈祷。她打算帮助患有慢性肾脏疾病的人的决心就是在那次探望中生根发芽的。她回忆起自己曾想过："如果有人给本捐一个肾，那么他可能就会活得更长些。我希望发生在他身上的事，能够是另外一番模样。他不得不死去，这一点真让人遗憾。他不希望再活下去的想法，也是令人遗憾的。"

我被她的情绪感染，决定不去挑战她认为本可能接受器官移植的想法。事实上，他的高血压和其他健康问题，都对他的身体造成了足够大的伤害，使得他无法经受这样一场大手术。当他做出决定时，他也正面临着第二次截肢，并且，不管他是否熬过了那场手术，这里都有些问题，如果挺过了手术，还得看看他能恢复到何种程度。

　　因此，在本死后十年，我的感觉仍然是苦乐参半。我很欣赏美国的医疗体系重视自主权，也不会迫使病人忍受无尽的治疗。我很开心我们提供的关怀是灵活的，会根据病人的偏好随时调整。我也为本留下的遗产中一个未预料到的部分而深感触动，他让一个很可能是完完全全的陌生人有机会得到肾脏，进行移植。在另一方面，我则烦躁不安，本杰明·巴布科克在终止治疗的问题上态度前后矛盾，他推翻之前的决定——然后再次推翻之前的决定。这一反复，突显出一个病人在能够选择他或她的死亡时的复杂天性。当谈到将会加速死亡的医学抉择，通常会倾向于看病人及其家属一方的一致性——但那并不总会发生。我原希望本的弥留之日可以更加直截了当。然而我也知道，很多年间，他的病情都在绝望的疾病和艰难的抗争之间剧烈摇摆，他全部的人生故事，在重复的曲折中前进和倒退。

第八章　停止透析

　　停止或拒绝给予维持生命的治疗手段的决定，既事关重大，又错综复杂，比如说透析。多数人并不欣赏这些个人决定出现的频率，除了少数名人广为人知的案例，比如幽默作家，普利策奖得主阿特·布赫瓦尔德外，我们几乎没有听说过别的。可是今天，2600万美国成年人患有慢性肾病，超过10万人接受了移植手术，而通过肾脏替代疗法（renal replacement therapy），3万5千人的生命正得以延长。这些人全都非常清楚，如果停止服药或者停止透析，他们将会死去；他们伴随这一现实，活过每一天。他们并非都被告知可以选择停止治疗，许多人在任何情形下都不会考虑这一做法。

　　金的感觉是，透析是一项艰巨的治疗，她的感觉无疑是正确的。虽能延长生命，但是，这项治疗对一系列疾病仍是无能为力的，比如糖尿病，或者首先会导致肾衰竭的高血压。尽管初衷是好的，巨额的支出（每年320亿美元），加上卓绝的努力，但每一年美国每五个用透析维持生命的病人中，就会有一个死去。这一死亡率，比艾滋病、直肠癌、乳腺癌、卵巢癌的死亡率都要高。从数据到特定的案例，每次都是一场跳跃，但平均而言，如果你打算接受透析，你可以期待，与和你在年龄、种族、性别上相当的人相比，寿命可延长五分之一到四分之一。而当这些病人面对的是残忍的预测和痛苦时，每年便有超过两万人选择停止透析，接受死亡。在这些案例中，大约有一半的情形是，个体不再有能力做出有意义的决定，由家属和医师代替病人做出艰难的决定。而在新英格兰，我的医学实践所在地，如今有超过十分之四的透析病人的死亡，是在停止治疗手段之后发生的。

好多年来，我一直试着弄清人们为何决定停止透析。如今，我认为停止透析的决定，其实开始于一个病人和他或她的照顾者有了充分意识，他们意识到死亡的过程在进行中。这一点与人们的不情愿有关，他们不情愿放弃个体维持生命所必需的那些属性和追求。

戴维·波佩尔曾估计，本杰明·巴布科克知道他的体内某些东西发生了改变——这一点对我来说讲得通。尽管任何患有肾衰竭的人，停止维持生命的透析后将会死去，但是，当你跟身强力壮的病人交谈时（尤其年轻的病人），显而易见的是，他们不会而且不必然把自己的生命看作正"走向终结"。但是会有那么一个阶段，当某些人感觉到他们的身体机能渐渐停止运行——他们正在死去这一点对他们来说便是明摆着的事了，而延长生命之事看起来也不再合乎逻辑。

据我的经验，患有肾衰竭的病人，他们做出终止维持生命的治疗的决定，频繁地与特定的人格相联系。本杰明·巴布科克就是这种"人格"的一个好例子——意志坚定，极其独立，富有魅力。阿特·布赫瓦尔德也有着相似的性格。身体的疾病最终置这些充满活力的、招人喜爱的个体于面目全非的境地，在这样的境地中，一切都被痛苦无法挽回地改变了。然而，当他们决定终结生命，他们并非是被绝望或临床抑郁所驱使的，他们的决定主要反映了通常他们管理这些状况时积极且可用的方式。我视他们为认出自己错过了火车站的人，想要尽可能早点下车。

伍迪·艾伦曾说过一句俏皮话："我不想通过我的作品达到不朽，我想通过不死来实现不朽。"尽管我知道，多数人完全同意这位喜剧演员的观点，但我却不是这多数人中之一员。相反，跟多数同濒死之人打交道的姑息医学医师一样，我很久以前就不再将死亡看作一个恶魔，需要不惜任何代价避开。我在此分享一位同事的话，这位同事曾在一份编辑函中写道，为何医生需要跟病人交流不好的病程预测："有时候，充分实现生命需要懂得生命有限的知识。"

说到调整体液、控制血压、排泄各种各样的有毒物质时，肾脏是一个主要器官。我长期的研究合作者迈克·杰曼是一位肾脏专家——一个肾病学家——且像多数肾病学家一样，他对病人身上各种各样的化学指数和血液指数感到着迷。而因为肾脏科医生照顾的病人不断老龄化，糖尿病和高血压不相称，医生们就需要掌握老年医学和综合内科的诸多方面。在医师之中，他们也几乎是独一无二的，因为在很多年里，他们每周看望其大部分病人三次。因此，病人们经常指望他们成为自己的主治医生。

虽然肾脏替代疗法，诸如血液透析，腹膜透析，以及肾移植可将人们的生命延长数十年，但是，患有肾衰竭的病人同普通大众相比，其寿命的预期仍会有显著地减少。相应地，肾病学家们持续面对着死亡和临终议题，而本杰明·巴布科克与芭芭拉·迪兰尼恩那些人做出的决定，将会以不断上升的频率出现。

迈克非常幸运的地方在于，他有一项宝贵的能力，使其既享受作为一个书生气十足的科学家，同时也能参与到医学实践中更加感性的方面中去。在我们一次会面期间，我问他，我们是否可以谈论停止透析的话题，迈克立即建议我们来一次角色扮演式的对话，该对话可能发生在他自己和一个病人之间。迈克不知道我有多不喜欢角色扮演。不过，我还是说："好吧，我是你一个七十岁的病人，患有并发性糖尿病。我如今已经接受透析治疗长达四年，现在正认真地考虑停止透析。我想让你告诉我多些细节，停止透析的过程会包括什么。"

迈克开口道："在过去，我们曾就这个谈了一点儿，但我知道，你总忘记事情。"他对着我顽皮地笑了笑，"我也很高兴，你的家人今天将要和我们见面，因为我确信，你的妻子和孩子心存疑问，他们想要知道这个过程中会包括什么。"

"如果一个病人停止透析，他们通常只能活七到十天。我们大体上发现，这些人死得相当自在并且平静。我现在很欣赏这一点，尽管我尽力为你提供止痛药，但你的腿一直困扰着你的血管疾病。一旦你停止透析，我们真的可以把针筒里的止痛药推上去，更加努力地让你自在。停止透析本身不会导致任何额外的痛苦。"

"当这一切进行的时候，我在哪里呢？"我问道。

"我很高兴你提到了那一点，"他很快回复道，"因为这对你和你的家人来说是一件重要的事。现在你在医院里，有些人选择待在这里，对那一决定也很坦然，其他人偏向回家。后一个选择要求你的家人能够管起事来。在前后任何一个例子中，我们都可以拜托安宁病房帮一把手。如今在马萨诸塞州西部，我们很幸运地拥有一家安宁病房，无论你是在医院里还是在家，它都能协助你，这里还有一个临终关怀住宅项目，你可以从中得到转移安置。最终，跟随着先你入院的病人，你会被送进我们当地一家护理和康复中心。那里对你的照顾会再次安排妥当。关于不同的选择，你或你的家人曾想过或谈论过吗？"

我选择不去回答，反过来问他："生命的终结真正是什么样子的？我的家人想要知道他们可以期盼些什么。"

他答道："我们稍后会就这个问题谈论更多细节。目前为止，你和你的家人应当知道，在生命的最后几天中，你可能会保持警惕，还有希望更加自在。你将能继续同他们、同你的访客进行有意义的互动。慢慢地，你的眼睛越来越沉，睡意渐深，可能陷入昏迷之中。当你不再醒来，你可能会发出响声，抽搐，喘息。我们将向你的家人确保这些都是正常的，而且这并不意味着你正经历着任何不适。有时，我们会给予药物来减弱这些迹象，但我们认为，它们并未反映出任何真实的痛苦。我们立下了承诺，要经常抽空在你身边，要照顾你。无论安宁病房是否参与其中，我们都会在那儿陪着你和你的家人。"

尽管有迈克的确认，但现实摆在眼前，医师们并不知道临终的迹象和表现是否为不适。我们如何能够得知？同样的，他承诺在场，这更多是一种理想，而不是一项保证。他和我都见证过一些情形，比如，家属在病人的床前守夜，却没想到他们只是去了自助餐厅简单地吃些东西，或者是进浴室简单地冲洗一下，回来便发现病人已经去世。而且，因为很多未能预见的理由，在最后的日子或星期中，医疗关怀并非总是始终如一的。

"我听说，当一个病人死的时候，你在他的家里面，"我说，稍稍改变了话题，"你愿意跟我多说一点儿吗？"

迈克看起来挺自在，但他继续扮演着角色说道，"事实上，我喜欢拜访别人家，我也愿意拜访你家。我并不是对每一个停止透析的人都这么做，因为会有那么些情形，病人并不想要医生来访，或者他可能没有充分的意识，无法感激来客的看望。"

"你提到的那个人曾是我的病人，是一位有相当年头的病人。当我去看望他的时候，在他威尔布拉汉 ① 的家里，他有一张医院里的病床，放的位置正对着落地窗。他能看到外面的花园，看起来

---

① 威尔布拉汉，美国马萨诸塞州汉普登县的城镇，位于斯普林菲尔德市郊区。

快乐而平和。他的家人早从全国各地回来，聚在他的身边。其中就有一位九十二岁的老太太，她来是想说声再见。我曾问他和他的家人，我是否能为他们做些什么事。他可还自在，身上有任何症状了吗？在那之后，我们谈论了些私事。你知道的，关于他的生活——诸如他年轻的时候如何如何。他的家人拿出一些老照片，当他死去的时候，我们谈论着那些老照片。我们对他在二战中做了什么、他又怎么结的婚谈得很少。他一会儿醒一会儿睡，后来他睡着了，再也没有醒来。在他活着与死去之间，并无任何能感觉到的差别。他的死亡是如此平静。他的家人在看着我们，当我告诉他们，他已经死了，他们却说"你一定是在开玩笑"。

我询问道："你就那么一直握着他的手吗？"

迈克整个人从扮演的角色中脱离出来，平静地说："是的，我认为有……你知道的……有肢体接触是不错的。他们喜欢……人们喜欢被触摸，尤其是在他们所剩日子不多的时候。你知道的……我觉得那就是我发现的有价值的事，对我的病人来说也是如此。但是，在这个例子中，我和他的家人一样惊讶。曾有一瞬，他还是活着的，我握着他的手……他看起来有些昏昏欲睡……下一秒，他就平静地离去了。"

博比·申德勒及其同道会看本杰明·巴布科克的故事，他们会怀疑他想杀死自己这件事——他很抑郁，决心自杀。他们会将焦点放在他的矛盾情绪，以及他做出或撤回终止治疗的方式上。

尽管我不同意这一立场，但我认为它值得考虑。

1971年，精神病学领域中的先驱哈里·艾布拉姆斯医生下笔著文，写的是关于他参与照护第一代接受透析的病人的经验。他那时的信念是，不服从治疗或停止透析的病人的死亡，都等同于自杀，他还曾发表了一篇文章警告道，这些情形导致的自杀率是普通大众自杀率的四百倍。然而到了1977年，艾布拉姆斯开始质疑自己的逻辑，最终，他加入了其他精神病学家的队列，他们表达了一个信念，即中断维持生命的治疗与自杀是两个独立的现象。近来，女医生诺曼·利维和亚当·米罗声明，病人拒绝继续透析的决定，理性的动机其实占大多数。尤其当他们并非是移植手术的候选人，透析病人会遭受严重的不适和不便，以及渐进性功能障碍（progressive functional disability）。如果这些都得到恢复，生命可能会延长，尽管是在有限的范围内。可以理解伴随着长期透析的风险和伤害，最终可能超过你能感知到的益处，这两个精神病学家坚持认为，在这样的情形下，从透析中撤出是合宜的，这也允许了"好死"的简化——其特征是自在、尊严和短暂。

我的一个好朋友 J. 迈克尔·博斯特威克医生，是位来自梅奥医学中心①的自杀学家。迈克尔强调，在晚期病症的语境里——通过使用先进的技术手段，生命能人为地延长，比如说透析的手段——考察社会背景、社会对撤回治疗手段的反响是有益的。在

---

① 梅奥医学中心（Mayo Clinic），美国规模最大、设备最先进的综合性医院。

传统的自杀案例中，活着的熟人和家人总是震惊且崩溃的，可是像本杰明·巴布科克和芭芭拉·迪兰尼恩的案例中，刚刚失去亲人的家人们，尽管满心悲伤，却接受了死亡，甚至对死亡感到自豪。迈克尔和我一致同意，这些构成了两类有区别的死亡。

自杀这一话题与情绪相关，在历史上，它则承载着法律与宗教的重压。A. 阿尔瓦雷斯在《野蛮的神祇》（*The Savage God*）一书中最佳地描述了自杀的历史背景。他指出，对很多代人来说，"成功自杀"（总是一个奇怪的词语选择）的人，被认为同恶魔签订了合约。在英格兰，他们的尸体不准按正常死亡那般下葬，相反，其尸体会被公开埋在十字路口——通常还有一个木桩穿过心脏，以便阻止他们的鬼魂走来走去，或者回到人间的家里。1823年的《国会法案》颁布后，在十字路口埋葬的做法才得以废除。包括美国在内的很多国家，试图杀死自己的人被认为是犯罪。尽管在当今的美国已经废止，但比如说在印度，自杀仍然是非法的。然而，新德里的法律委员会正积极试图改变过时的刑法典。

法学领域提供了最好的概念框架，通过这一框架，我们能理解撤掉维持生命的治疗手段和其他加速死亡的行为之间的关系。美国的法学明确判定：（在新泽西州最高法院的判例中，涉及到的当事人是克莱尔·C.康罗伊）撤掉治疗手段可能不会被视为试图自杀，因为拒绝治疗仅仅是让疾病遵循自然的规律发生，随后的死亡主要是疾病的结果，而非自我强加的伤害所致。

虽然我们中的多数人视法律为一种相当迟钝的工具，但法院的判例必须经常强调和评估微妙的差异。例如，法学清楚表明，并非所有的杀人都一样，因此不会实行完全相同的惩罚。杀人意味着某一个体死于另一个体之手，是否应该被惩罚——以及惩罚的程度——主要取决于杀人者心理的苛责。在这些决定中，动机是一个关键因素。比如，显而易见的是，一个在战场上杀人的士兵或一个自卫杀人的公民，他们的行为举止明显不同于一个杀死出纳员的银行抢匪。因此，我们的法律体系明智地区分了不同的杀人类型，有一级谋杀、二级谋杀、正当杀人、过失杀人，等等。

鉴于法律承认了杀人行为的范围——杀人由动机和目的定罪——我们最好也能拓宽自杀的概念，将一系列类似的终结生命的行为包含在内。一百多年以前，社会学家涂尔干曾指出，某些自杀对社会而言不仅仅是可接受的，而且还是值得称颂的。对我们来说，有待想出一个合适的词汇来标记这些新的种类。需要新的术语，而且不包含那个贬义词——自杀。

因为有着改善不幸的冲动，并且帮助别人能以道德上可接受的方式好死，姑息治疗医师喜欢他们的工作。他们高度重视自己的交流技巧，他们会以一种拥护跨学科团队合作的方式，有意地承担照顾临终病人时的重担与责任。医师们诚挚地想要聆听，当死亡降临的时候，病人和家属想要的是什么，而自主权被认为是卓越的生命伦理原则。这种医学实践最让人满意的是尊重患者的意愿，哪怕疾病会进一步恶劣、器官衰竭，也会试图实现患者的意愿。治疗并不认为是停止病人死亡，而是为亲属缓解丧亲之痛提供支撑的过程。敏感的医学从业者被贴上死亡代理人的标签，这令人厌恶，尽管我的研究发现，姑息治疗医师相当普遍地被当作是这种说法中的滑稽笑柄（我的家人管我叫死亡医生）。医师和护士也在平静地争论，他们的行为是否加速了死亡，但多数医院同行发自内心地认为，答案是否定的。毫无疑问的是，这些医师没有一个会将自己视为杀人者。

姑息医学的从业者相信，他们的行为并未加速死亡，在他们的理由中，最主要的是双重效应原则。实际上，跟姑息治疗的医师谈论是不可能的，他们正在考虑要么采用大剂量的鸦片类药物，要么拒绝给予或停止维持生命的治疗手段，他们都没有引用这一具有误导性的简单原则，而这一原则最早是由圣托马斯·阿奎那[①]在 13 世纪提出的，且一直被人用作现代医学实践的正当理由。根据阿奎那的观点，某些行为既有正面效应，也有负面效应；如果是为了好的结果而非坏的结果，那么，这些行为是可以接受的。这一原则后来得到发展，即负面效应必须是可宽恕、可预见、无法避免的，而且正面效应应当超过负面效应。

阿奎那的双重效应原则在法律中得到接受，在医学中也是。生活中充满了双重效应的例子，比如战争中可见的间接伤害，或者是一名苦苦经营生意的工人，因为公司被一个更大也更有成效的公司买下而失业。在医学领域里，手术期间或者药物的副作用

① 托马斯·阿奎那（St. Thomas Aquinas，约 1225—1274），西欧中世纪重要的经院哲学家、神学家，有"天使博士"之称，代表作为《神学大全》。

会导致并发症接踵而来，这已成家常便饭。我给谵妄的且有精神病的病人一些安定药物来帮助他们，自始至终我都知道，有特定比例的不幸的人之后将会出现（可治疗的）肌肉痉挛或者是战栗，一小部分人会患上一种名为迟发性运动障碍的持续性神经紊乱疾病，还有一部分数量更少的人可能会因为一种可怕的叫作"抗精神病药物恶性症候群"的副作用死去。

尽管我不时依赖这一理论来让我的良心得到宽慰，我对病人、家属、学生和医院同事都用过这一理论以作解释，但是，它仍然未能使我感到完全满意。我的同事沃尔特·鲁滨逊医生，来自新斯科舍省哈利法克斯市的达尔豪斯大学，他曾相似地总结道，有很多临床表现不能恰如其分地达标。他解释道："（那个）双重效应原则从哲学的角度看是薄弱的，它被过度使用，可能也没有表达出临床现实。但是，它是一个易于教授的东西，可能会让人们以某种方式对待痛苦，没有它的话，人们将不那么做。"换句话说，该原则由于简洁而有用，而不是因为它的准确性。

阿奎那的原则也有极为陈旧粗笨的一面，这与它对目的的过度简化有关。即便是我们社会中最缺乏洞见且最不机智的人也会懂得，人们的行为几乎没有清楚明白、直截了当的单一目的；人们太过复杂，以至于不会因为一个理由去做事。一个世纪之前，弗洛伊德曾指明，一个人梦中的某个特定人物从身体上看可能像他的母亲，然而，那个人物却是好几个有着不同性别、不同观点之人的代表与集合。相似地，在我们清醒时的生活中，我们必然怀有多重目的，其中某些是有意识的，其他则仅是相关的，或者可能更为重要，但彻彻底底是无意识的。

当涉及到临终病人的治疗时，医生和护士会将复杂的意图和信念放到病人身上，而这种想法和信念的形成往往是来自他们自己至亲的死亡。医学从业者并不希望人们遭受过度的痛苦，他们想尊重病人或者是患者监护人的愿望。但是，他们会被多个相互矛盾的愿望影响，包括为了病人、家属和他们自己，不去增加痛苦的状况这一想法。此外，虽然美国的医生没有义务提供最便宜且在财政范围内最负责的治疗，但是，他们并没有适当分配资源的必要性。医师们不免被拥挤的医院走廊影响，被重症监护室缺少足够的空床影响。如果这一切没能直接影响他们，那么，这一切会影响到医疗中心或诊所，而这些是为医师提供就业的地方。正如先前提到的，史蒂文·迈尔斯医生暗示道，美国医疗体系中每年发生 240 万起死亡案例，其中的 85% 都发生在决定限制维持生命的治疗手段之后。迈尔斯认为，这一情形在将来不会有重大转变，因为他确信，很简单，美国就是无法支付更加昂贵的照护。临终生命的医学治疗费用已经占了医疗保险预算的 27%，而且据估计，整个国家每年花在医疗护理上的钱有 2.25 万亿，其中有 10% 到 12% 花费在临终生命的医学治疗上。钱一直是驱动医学决策的因素之一，然而我希望，它永远不会成为多数治疗决定的决定性原因。

第九章　理解奥尔加的立场

姑息医学的从业者力争帮助芭芭拉和本那样的人死去，但是这些理想的情节并非在任何情形中都是可能的。这里有很多例子，在这些例子中，医学的、家庭的，或者法律的力量使得问题更加复杂化。在罗斯玛丽·多尔蒂的例子中，那个"力量"便是奥尔加·瓦斯克斯。

奥尔加是重要场景的目击者，她告诉我："那个场景让人无法忘记。她们从药车中取出吗啡，而那原本属于另一个病人……她们说她们浪费了一些，但是没有人瞧见。"

电脑化药车（pyxis machine）是一种电脑控制的上锁仪器，里面放着药物——通常是管制药物。药车通常放置在病房中，护士们输入密码和病人的名字，他们手工操作仪器，需要什么药时，抽屉就会打开。医务人员会数数里面有什么，拿出药物，并且决定拿走她们那份时需留下多少药物。然后，他们关上抽屉，仪器会记录下一切。

奥尔加相信，麻醉药被转移了，她知道护士们为彼此登记药物，且并未目睹药物被浪费掉。她无法理解，为什么在"罗西并未痛苦地尖叫时"，她还是被注入了吗啡。

奥尔加解释道："太可怕了——难以置信！永远无法相信！永远！永远！那位女士想要等她的孩子们来看看她。她却永远没有机会了。"

在一次电话访谈中，奥尔加问道："她们（护士们）是不是认为我无足轻重？我是名护士助理……她们是不是认为我做错了？"

奥尔加的评论深刻地强调了，尽管医院依赖团队合作，但事实上还存在着严格的等级制。医务人员经常选择礼貌地忽视社会阶层、教育、种族、宗教、性别和其他彼此交叉的因素，那些因素可能影响或决定了一个人在组织中的地位。奥尔加对她被忽视感到委屈不满，对她的观点被驳回而满腹牢骚，这些不只是她的体会。

虽然她可能没有意识到，但在我看来，奥尔加在医院里有许多冷静的盟友，包括医院的外科主任理查德·韦特医生。理查德的专长是为胰腺癌病人做手术——胰腺癌是一种因低生存率著称的疾病，而且要求艰巨的医疗程序，每次手术通常会花费五到六个小时。

理查德认为，决定一个病人是否能够有效救治的问题上，医生有着不同的标准，当他认为他们过早地放弃了延长生命的治疗手段时，他曾与不止一位同事进行过抗争。其中有一次意见不一致发生在他和一个重症监护室的医生之间，这名医生不服从理查德的用药建议，因为他判定病人正在死去。这位医生甚至召开了家属会议，讨论在不取得外科医生同意的情形下撤去治疗手段。据理查德所言，他被迫与该医生交锋好拯救那位病人的生命。

带着一丝自豪，他将他那侵入性的胰腺癌手术称为"人身伤害"。他告诉我："外科医生知道他们对你做了什么，他们知道接下来会有什么结果。"理查德说："我可不认为没有受过照顾这类病人训练的医师，能够做出终结生命的决定。在我看来，应该交给在手术前、手术中、手术后一直在病人身旁的人决定。"换句话说，医生们不该急着宣布病人已经没救了，并且当手术是治疗的主要手段时，外科医生更适合成为决定何时叫停治疗的那个人。

这引导我们思考重病中令人不安的数学问题。病人如果患有不可治愈的胰腺癌，他们平均能活 11 个月；大手术可以将这一数字增加到 22 个月。理查德指出，在手术赋予更多寿命的日子里，人们可以圆满地完成他们的私事，与所爱的人和解，去实现个人的愿望。表面上，这一切听起来合乎情理，但我仍然心存怀疑。

在我们的访谈期间，尽管我并没有患上癌症，我们还是接连谈论了许多医师。我克制住了许多尖锐的问题，比如，是否有方法预测或衡量一个人经历这种大手术需要付出的代价。在我们的对话当中，手术并发症发生率为 40% 这一令人震惊的数字蹦了出来，而知晓这些新问题，对病人最后时日有何可能的影响也很关键。病人有多少日子将在医院连着一台呼吸机度过？病人能回家吗？还是说他们得待在医院里，或者是被迫住进一家护理机构？做了大手术的病人，同那些没有做手术、反而接受姑息治疗的病人相比，是否有方法能预测在手术后他们的症状或生命质量？我不确定理查德与他的同事讨论这些问题到何种程度，也不确定是否有足够的数据能回答这些问题。我确定的是，我在理查德办公室里压制自己问问题的那种权利差异，病人及其家属在与外科医生谈话的时候会更强烈地感受到。

当理查德谈论这些通过手术延长生命的行为时，他没有提及迈克尔·E.德贝基医生的例子——德贝基医生可能是世界上最有名的心脏外科医生——但德贝基的故事很值得描述，因为它聚焦在撤去医疗手段的风险和压力上。在德贝基的例子中，他的妻子和他的外科医生推翻了所有的反对意见（包括德贝基自己的），因此他们要对他进行最终救了他性命的大手术负责。2006年，97岁的德贝基自我诊断出患有主动脉夹层动脉瘤（身体的主动脉有了个裂口），并且没有选择他曾经设计的外科手术程序，该程序先前已经用在超过十万名病人身上。将近一个月，德贝基拒绝住院。在因情况危急入院后，他很快变得反应迟钝，无法参与任何更进一步的治疗。医院的麻醉师引用了这位明星病人签过名的书面指令，上面说他不想接受手术，他们因而拒绝在任何提议的手术中协助。

然而，一个包括他四十年的搭档在内的外科团队坚持认为，这一伟人的生命可以被救回。这一观点得到德贝基妻子的支持，她曾闯入伦理委员会的一场会议，要求他们同意她的提议，立即做手术。在随后将近八个月的治疗之前，德贝基曾有六周都连着呼吸机，需要胃管进行人工喂食，他还因为急性肾脏衰竭依赖短期透析。

根据《纽约时报》中劳伦斯·K.奥尔特曼的说法，德贝基后来评论道，尽管他先前清楚表达的想法正与此相反，但他外科同事给他做手术的举动却是正确的。很难与他的这种逻辑争论——"如果他们没那么做，我早就死了"——然而，却并没有比这更清楚老式的医生做主制（medical paternalism）了，也无法找到一个比这还要明目张胆的临床决定——建立在忽视病人的选择和自主权的基础上。

德贝基的陈述反映了一个标准，在该标准下，目的被用来证明手段的正当性。结果便是，手术不仅仅延长了这位病人的生命，而且在从医疗折磨中恢复健康之后，他至少多达成了一个职业目标。2007年10月，在库利的心血管外科学会上，登顿·库利医生授予德贝基终身成就奖。这一事件真正的重要性在于，这两位才华横溢的外科医生一直都对对方满怀恶意并且公开不和——他们几乎五十年没有同对方交谈——他们的和解使得会议上的人和全国的心脏专家都由衷地高兴。2008年7月，迈克尔·德贝基去世，享年九十九岁。

乔伊斯·史密斯是一位精神病学社会工作者，她也在贝斯代特工作，有着同奥尔加一样的关切。乔伊斯认为，我们太急着讨论终止维持生命的治疗了，更别说进行阻止了。

"我觉得，"她告诉我，"我不认为公众支持我们。比方说，我曾见过一些人来到急症室要求立即住院，一位医师突然走了进来，说道，'如果你停止了呼吸，你希望我们尽一切努力让你活过来吗？'如果我母亲是那个病人，她恐怕是会被吓坏的。虽然有医疗护理委托书、预设医疗指示以及其他方面的宣传，但我还是不觉得普通大众希望被问及这些问题——尤其是当他们正躺在担架上，处在走廊中的时候。"

"我有一个很了解的病人，她病了很久，还有许多并发症。她同这些并发症作斗争，而且赢了，据我所知，她打算继续同任何向她袭来的事情作斗争。后来，她的情况急转直下，变得更加糟糕，最后不得不进行紧急透析。看起来，迎接她的是长期透析。此时此刻，病人实在悲惨至极，显然也觉得万分沮丧。我是在一个星期五离开的，等我在星期一回来的时候，她已经去世了。因此，我问到底发生了什么，我得知，我们善意的护理人员走近她，对她说：'你不必像这般受苦。如果你不想透析，你便不必经历。'我听说，她的家人起初反对停止透析，但在周末的几次对话后，所有人达成共识，同意停止透析。

"私底下说，作为一个认识这位病人好多年的人，我的感觉是，整件事的过程太快了。我怎么会知道呢？我不会知道的。我担心的是，在我们想帮助病人减少痛苦的愿望上，在给出停止治疗的建议等问题上，我们是否过度积极。我们可能正吓得病人和家属四散奔逃。"

乔伊斯还描述了另一个让人不安的案例，主角是一个病入膏育的女人，医务人员相信，如果给病人插上管子，连上呼吸机，她很难会再放弃这些治疗手段。医师尝试说服她不应该进行治疗，应当同意拒绝心肺复苏术，病人变得无精打采，要求进行一次社会心理咨询。乔伊斯的评价是，这种女性——很像她自己的母亲——无论医学事实如何，她们永远都没有准备好做出拒绝心肺复苏术的决定。对乔伊斯来说，给这位女士连上呼吸机才是合理的。如果她不能容易地离开人世，那么，需要医学专家来担起最终停止治疗的责任。

乔伊斯关于预设医疗指示的评论与正在发生的进展相呼应，而那些进展旨在改善同病人就其治疗选择的交流。当病人失去了积极参与治疗的能力时，那么他们将在很大程度上依赖代表人或者委托书为他们说话。不幸的是，这一方法有很多限制，其中就包括谁应该成为仲裁者和发言人的问题，使得这一方法永远不能在家属或朋友之间平息纷争。有一个创新是"维持生命治疗医嘱（POLST）典范方案"，它最早出现在俄勒冈州，为的是克服气绝心肺复苏术的限制。POLST旨在确保病人所有的治疗选择在医疗护理体系中都得到尊重——这个体系包括门诊病人，住院治疗的病人，养老院和安宁病房的病人。这一光鲜的医疗形式始于引出病人是否想要进行心肺复苏的问题，但之后它又涉及到抗生素的使用、住院治疗、饲管以及其他选择等方面。研究表明，人们想接受某些治疗，排斥其他治疗，这些偏好需要被个体化。在一项针对POLST的研究中，该研究的参与者为接受宁养舒缓服务的人，数据表明，99% 的病人不想做心肺复苏；同一样本中，四分之三的病人表示，如果他们受了感染，希望至少能有外用抗生素；十分之一的人坦言，如果建议的话，他们想要的是人工营养。

医学界发生了一个有趣的争论，关于通过"恢复默认的权利归属（resetting the default）"改变预设医疗指示本质的做法。如果这一做法实行的话，所有延长生命手段的运用将不再被讨论，而是取决于医师从他们的专业知识和经验出发，决定哪些治疗选择是合适的。尽管这看起来是向医生做主制倒退了一步，但其实，这是因为意识到了过度依赖病人的自主权所致——尤其是当病人出现精神错乱、谵妄，或者他们都不能神志清醒地说话的时候。若恢复了默认的权利归属，那么，在同病人与家属进行不断的对话中仍可以做出决定，但这些对话并不以病人想要苏醒为前提。相反，对话的目的在于引出病人生命的价值和目标，之后，运用得到的信息来做出合理的医学决定，做出最正确的选择。

例如，在治疗偏好未被事先陈述的例子中，重症监护室里的讨论，发生在医师和患有阿兹海默症的无行为能力的病人家属之间，可能以医生这样说话开始："研究显示，多数认为自己可能会患上严重痴呆的人，他们喜欢不去进行积极的延长生命的治疗，如心肺复苏。我们也知道，即便这些医疗手段被试过了，他们的心脏只有很小的机会能够复原，让他们的身体状况得到有效改善，从而离开医院，回到家中。你们有任何具有说服力的理由认为，你的亲人将会坚持进行这样额外的治疗吗？"

当然，恢复默认的权利归属本身是个有争议的想法。乔伊斯·史密斯和其他人表现出的对姑息治疗的担忧，对医院来说并非限制因素，但是，这些担忧却适用于护理机构和安宁病房。另一位社会工作者告诉我，她对姑息治疗中药物被习以为常地使用这一现象感到不安。在她九十一岁的老父亲的例子中，她相信是泻药、抗组胺药、抗焦虑药物、抗精神病药、止痛剂的使用，使得他从清醒坠入无意识之中。她的父亲因为肺癌即将死去，住在一家安宁病房里。她叫来一名医务人员检查她那不省人事的父亲的呼吸，却震惊地发现，那名护理员意料之外地宣称他很痛苦，之后还很快使用了一剂吗啡。她都没有时间表达一句反对，她觉得，"我就那么看着他们杀死了我父亲"。

尽管医务人员确信，他们必须迅速减轻病人的痛苦，但病人的家属，比方说这位社工，可能对没有花费较多的努力和时间在沟通上感到愤愤不平。这样的家人永远会心存疑问，他们的亲人是否可能多活几个小时、几天，或者是几年，让所有人放慢节奏，讨论不同的选择。花费必需的时间做出决定，才可以平息这些幽灵般徘徊的疑问。但这也会要求我们延长另一个人的痛苦——这件事可能是残忍且无法忍受的。

虽然奥尔加和她的盟友不认为姑息医学有多少伦理问题可言，但在现实中，姑息医学从业者即便走得很远，还是处在已建立的限制范围内。生命伦理学，即对医学进步和科技发展所引起的争议的研究。生命伦理学家会探索医学实践、神学、法律、政治及其他知识交叉学科之间的关系。就像贝斯代特，美国每一家医疗中心都需要生命伦理学来通过伦理委员会的监督影响研究的主动权，通过生命伦理咨询委员会及其服务来协助新的临床问题。

1962年，瑞典医院的西雅图人工肾脏中心准入和政策委员会（the Admissions and Policy Committee of the Seattle Artificial Kidney Center）可能是医院生命伦理委员会的原型，该委员会的任务是决定哪些患有肾衰竭的病人应当有机会使用新开发的、数量有限的透析机。讽刺的是，今天的委员会越来越多卷入其中的决定不是在分配有限的医疗资源上，相反，是在拒绝给予或撤掉延长生命的治疗手段方面，比如透析。

美国大多数生命伦理学家已划定一道理论上的"界线"来区分不同种类的实践。在线的一边，他们接受病人或家属放弃或停止治疗的权利；在线的另一边，他们则承认诸如医师协助自杀这种导致"积极缩短死亡过程"的行为，会造成更加困难的情况。

尽管生命伦理学家也欣赏宗教在这一辩论上的贡献，但作为群体，他们主要归功于世俗的立场。在美国，姑息医学哲学的构建与生命伦理学家的世俗指导原则相呼应，也与最高法院数个有重大影响的判决相关联。传统的观点是，在限制维持生命的治疗与停止该治疗之间，少有或者没有道德、法律的区别；此外，所有延长生命的医学治疗，包括人工营养、水合作用，大体上是相当的。在拒绝给予或者撤去维持生命的治疗手段方面，美国的医院总体说来是自由的，只要这些是病人或其代理人的偏好和选择。而在安宁病房和养老院里，停止饲管的做法更是常见。当宗教上的考虑对病人及其家属来说很重要时，或者当社会情况尤其复杂严峻时，伦理委员会、精神科医生、医院牧师，当地宗教领袖等都会表示支持并给予帮助。

结束生命的那些决定会深深地被病人、病人家属，以及医务人员的宗教信仰影响。从我可以收集到的信息来看，奥尔加·瓦斯克斯对生命的神圣性有着特别强烈的敬畏之感，金和埃米都提出质疑，是否奥尔加的精神信仰促使她提出了谋杀指控。奥尔加是神召会①的一名成员，神召会是最大的五旬节教会，在全世界拥有 4100 万名信徒，在美国就有 250 万人在超过 12000 所教堂里做礼拜。最有名的成员有猫王、前总统里根政府的内政部长詹姆斯·瓦特，还有臭名昭著的电视福音布道者吉米·斯瓦加、吉姆·巴克以及他的妻子塔米·费伊·巴克。2008 年的共和党总统候选人萨拉·佩林，在 2002 年之前就是神召会中一名虔诚的信徒，之后，她加入了与宗教无关的瓦西拉圣经教会。

根植于始自 19 世纪末或 20 世纪初的宗教复兴，神召会相信，世间存在着 16 条个人信仰准则或者真理，这些标准处理的是诸如救赎、神圣医治②、在圣灵中洗礼、耶稣再次降临等事件。当代的

---

① 神召会（The Assemblies of God），美国规模最大的五旬节教派，强调医治等神恩。
② 神圣医治（Divine Healing），也称"神医"，即人生病不靠医生或药物，而是通过认罪悔改、信心治疗、向主许愿等方式医治。

议题尚未被信仰准则覆盖时，如堕胎、种族主义、色情文学、现代医学，以及自杀等议题，则通过《圣经》讨论和衡量。教会有意见书，在涉及这些现代状况时清楚地表达其官方立场。

一些宗教成员说方言①，实行奇迹治疗，表达他们宗教中的一个信念，即宗教禁止他们去看医生，不管是什么原因；其他宗教成员，包括医师和护士在内，则视现代医学为过上健康生活的合理手段。最常见的观点是，一个人应当依靠上帝，通过祈祷得到治愈，同时，适宜的时候也利用医疗干预。教会坚定地反对安乐死和医师协助自杀，但在停止维持生命的治疗手段上，态度不甚明确。个人在咨询了基督徒医生和受人尊敬的精神领袖之后，无论何时，只要可能，他们将能做出打算使用或准备撤去维持生命的治疗手段的决定。

神召会的文献规定，当权衡《圣经》中尊重和维持生命的原则的同时，基督徒也应平静地领会，在肉体死亡之后，我们与上帝约定的同基督在一起的永生将会开始，这是同等的真理。

天主教调和这些势力的方式则有所不同。贝斯代特的员工中，天主教徒占据了相当比例。直到最近，我遇到一位信天主教的病人考虑透析时，我习惯发出一声如释重负的叹息——我们的天主教牧师一致劝告病人，用的是一种实际上与医院里的生命伦理学家的做法相同的方式。然而，近来在天主教的实践和保守的梵蒂冈神学之

---

① 说方言是指流畅地发出类似话语般的声音，但发出的声音一般无法被人们理解。说方言属于宗教活动的一部分，特别是印度教和基督新教的灵恩派。

间，似乎有一道正在变宽的缺口——前者更接受撤去维持生命的治疗手段，但后者对生命神圣性遭到侵犯表示出巨大的担忧。保守的天主教神学家有着巨大的焦虑，而焦虑的源头似乎是，姑息医学的势头可能导致医师协助自杀和安乐死为世人所接受。

波士顿学院生命伦理学教授约翰·帕里斯神父代表着更为自由主义的观点，在很多生命权对阵死亡权的法律战中，他一直充当专家证人。我们见面的时候，帕里斯认为，过去的 450 年间，在维持生命的问题上，天主教的道德说教区分了普通的措施和异常的措施。16 世纪，异常的措施包括会招致过度疼痛、负担或花费的程序，这些对病人并未显示出实质性好处，这一说法最初由多明戈·巴涅斯详细解释出来，而他根据的是弗朗西斯科·维多利亚①的观点。1957 年，帕里斯认为庇护十二世②发表了一个关于延长生命的非凡演讲——关于没有希望的无意识的病人以人工呼吸的方式维持生命。圣座将普通措施定义为，那些"对某个人或者其他人不带来任何严重负担的方式"，他总结道，在几天不成功的尝试之后，没有道德义务继续让一台呼吸机运转了。

梵蒂冈 1980 年发布的《安乐死宣言》用一组术语"适当的"和"不当的"替换了另一组术语——"普通的"和"异常的"。它清楚

---

① 弗朗西斯科·维多利亚（Francisco de Vitoria，1480—1546），西班牙天主教哲学家、神学家，文艺复兴时期的法理学家。
② 庇护十二世（Pope Pius XII，1876—1958），意大利籍罗马天主教教宗，在位时间是1939 年至 1958 年。

地宣布，如果治疗带来的负担超过了好处，拒绝治疗"并非等同于自杀（或安乐死）；相反，它应当被看作是对个人身体状况的接受，或者是对在可预料的结局下，避免参与不当的医疗程序的愿望，或者是不想给家人和社区带来过度消耗的心愿"。该宣言陈述道，没有必要经历"只能给延长的生命带来危险和负担的治疗形式"。

根据帕里斯——一位喜欢苏格拉底式对话的耶稣会教士的说法："这一用来教授的更宽广语境是天主教对生和死的理解……生命因而是好的，但并非完完全全的好。我们为了完完全全的好被创造出来，但这并非在此生，而在永生中与上帝的联合这一终极目标中。这一语境中的死亡，并不需要花费一切来避开邪恶，而是在某个节点上，我们每一个人将回到上帝身边。"

在我们的对话中，帕里斯更进一步说道，创世的目标是形成与他人之间的关系，而通过这些关系，一个人能够与上帝产生联系。当没有"发展关系的能力"时，他说："人类通过对邻舍表现出积极的爱来谋求与上帝联合的任务，已经宣告完成。"

但是，根据患有帕金森氏病的已故教宗圣若望·保禄二世 ①的经验，天主教教会中的一些成员开始积极地质疑这一传统观点，询问拒绝给予或撤去饲管及其他常见的姑息治疗实践，是否在应当被禁止的界线那一边。2004 年，这位罗马教宗宣布："被给予了水和食物，即便是通过人工的方式，却总是代表维持生命的自然

---

① 圣若望·保禄二世（Pope John Paul II, 1920—2005），罗马天主教第 264 任教宗，是第一位波兰裔及斯拉夫裔教宗，在位时间是 1978 年至 2005 年。

方式，而非医学行为……因此，像这般的措施在道德上是必需的。"

帕里斯坚持认为，传统的天主教教义并未将人工营养、水合作用同其他维持生命的医学治疗区分开来，他还引用了 1990 年由得克萨斯州一位罗马天主教的主教发布的指导原则。这位主教对持续处于植物人状态的病人的分析，基于其对梵蒂冈 1980 年的宣言所做的解读，明显不同于那些将病人的状况描述为"无意识但并没有死亡"的神学家的观点，相反，这位得克萨斯州的主教将他们描述成：若没有人工营养和水合作用，患有致命疾病的人将会一命呜呼。

帕里斯神父写道：

> 如果有证据证明，现今处于不可逆转的昏迷状态中的病人，并不想通过人工营养和流体重获健康的话，那么，这些措施可能被中止或撤去。这一行为，在主教的理解中，并非是在抛弃这个人。相反，这一行为表明已经接受了病人的生命走到终点这一事实，而且不应妨碍迈出那最后一步。
>
> 同病人精神上的需求和义务相比，生理上的关切不过居于从属地位，而前者，才是真正的基督徒式思考的标志。

同基督教的殉教史相比，犹太教很少视受苦为值得赞美或追求的行为，而前者，有时会鼓励信徒在牺牲中发现价值和启示。犹太教分化出的正统派、保守派、改革派，在这样的问题上会变得非常复杂，以至于无法形成统一立场，但是据伦理学家 Y.迈克尔·巴里兰所言，不能低估了很多以色列的西班牙裔犹太人（东方人）与哈西迪派的病人被一种神秘主义所吸引；这些犹太群体更像是虔诚的穆斯林，他们寻求来自有魅力的圣人的精神指引。巴里兰还引用了这种病患中一个人的儿子的说法，"犹太人每呼出一口气，在天堂的神圣庭院中都会发生积极的影响"。

正统派犹太教高度重视维持生命，除了一些例外，禁止延长生命的治疗被叫停（不过，它并未将任何特定的功德归因于人类的受苦受难）。极端重视生命价值的观点，可以在哈拉卡①中发现，哈拉卡是犹太拉比的伦理、法律准则，一位正统派犹太教的同事曾经对我说："不管初衷有多么值得称颂，凡是会加速病人死亡的行为都等同于谋杀。"

在这些决定中，文化和族裔同样都是很重要的因素。在与我的朋友尤金·霍奇牧师谈过之后，这一观点得到强化，霍奇是使徒信心会的牧师，他曾清楚地声明，"停止维持生命的治疗手段和夺人生命一样"。想象一下有着黑色皮肤、未蓄胡须的亚伯拉罕·林肯，操着一口法语口音，你就能想象出霍奇的模样。霍奇的死亡概念，与他对上帝不可动摇的信心紧密联系着，他认为，上帝有自己的理由让人们受苦，只有他能成为决定生命何时结束

① 哈拉卡（Halakhah），根据希伯来语也被译为"哈拉哈"，意为"规则"，犹太教口传律法的总称，指导着犹太教徒的日常生活。

的那个人。霍奇为泰里·斯基亚沃的命运感到愤然，他断然声称，"只有上帝能成为决定谁生谁死的那个人。那位年轻女性本可以发生奇迹，变得和大家一样。一旦你打开了大门，除去了饲管和其他治疗手段，很快他们便会说，病人和伤残人士不应该被允许活在世上。"

姑息医学强调的点——或者过度强调的点，取决于个人的视角——在生命的质量上，而非在生命的数量上，这反映出一种偏好。在很大程度上，这一偏好根植于阶级和族裔中。一位肾脏科同事——一个长在中产阶级家庭的白人女性——在同她负责的一个极度虚弱的黑人病患的对话中发现了这一点，这位黑人病患家境贫寒，他一直挣扎着生存。通过谈论该病人"生命质量"上显而易见的磨蚀，这名医师谈起了停止肾脏替代疗法这一话题，可是，当说到停止透析之后，接下去便是死亡这一结果时，该病人挑战了他的医师的逻辑，有些暴躁地回复道："但死亡绝非是生命的质量！"

数据表明，在美国，患有肾衰竭的非裔美国人和西班牙裔美国人，同意停止透析的数量仅为白种人的一半。除去在非白人群体中，宗教信仰扮演着更重要的角色这一可能，另一个原因在于，拒绝停止透析的决定，深深根植于对医学界和对医疗机构的不信任之中。少数群体中的人，还记得历史上公然违反研究道德的行为——比如塔斯基吉梅毒实验，在该实验中，一群非裔美国人未被给予知情同意权，未被准确告知他们的诊断结果，当可获得盘尼西林时，也未被提供该药物——在提供医疗护理方面还存在其他臭名昭著的种族歧视案例。当病人或医院中的助手是非白人时，讨论会更加复杂，当他们与涉及不同的宗教、文化信仰，族裔背景的医师和护士互动时，情况也是如此。

最终，奥尔加和她在贝斯代特的盟友，不过是质疑姑息医学原则运动里的少数。在医学背景中构成谋杀的是什么，他们在这方面的观点很是重要，但在形成同姑息医学交锋的整体议程中，他们并非领导者。为了见到并且理解该运动的"指挥"，需要回过头来，看看把该议题置于国际焦点的那个案例。

第十章　联盟

很重要的是，罗斯玛丽·多尔蒂之死与奥尔加的谋杀指控，先于围绕着泰里·斯基亚沃弥留之日的多方争议，因此正是斯基亚沃的案子让那些控诉得以发声，比如奥尔加的控诉，在那之前的影响范围一直很小。尽管在我们如何死亡的方式上发生了社会政治的战争，在美国，对很多现代姑息医学在内的临终关怀实践的反对，却并非是从泰里·斯基亚沃开始的，这件使人愤怒的案子之所以引人注目，与疯狂的媒体和以重复强调谋杀指控的方式而引起的公众参与有关。尽管争议的根源在先前最高法院的案子中已很明显，但正是泰里·斯基亚沃家人苛刻而持续的努力——她的丈夫迈克尔要对阵她的父母和兄弟姐妹，申德勒一家——使得冲突成为关注的焦点，让人领会到这场斗争赶尽杀绝式的严重性。

申德勒一家人的观点，既是活力论者（认为每个人的生命都需要尽可能维持下去，不管代价如何，也不考虑生命的质量），又是有神论者（试图控制一个人的死亡是不可饶恕的大罪）的观点。根据后者的立场，任何这样做的努力，必须被视为不仅仅是试图自负地"扮演上帝"，而且，此行为还极大地减损了生命的神圣性。

这些观点显然已在法院指定的保卫者，诉讼代理人杰伊·沃尔夫森医生致佛罗里达州州长杰布·布什的报告中得到说明：

> 在诉讼、宣誓作证、发表审判证词期间……申德勒家的成员表达了那令人不安的信念，他们想要特里萨①活着，不管付出任何代价……这些家庭成员达成了一致，即特里萨感染了糖尿病，四肢因而生蛆腐坏，他们同意截掉她的四肢，之后，她被诊断出患有心脏病，需要进行心脏直视手术。

在由卡伦·安·昆兰和南希·古鲁辛案引发的 1970 年代和 1980 年代的最高法院论战中，一个由保守官员、宗教领袖、某些医学权威及其他人组成的权宜性联盟（coalition-of-convenience），表达了对撤去维持生命的治疗手段的反对。在泰里死亡期间和之后，申德勒一家在接触反堕胎活动家、残疾人权利代表，以及其他使该联盟复活复兴的群体方面发挥了作用。正如将要讨论的那样，该联盟已经成了一个国际现象，尽管它缺少一个正式的名称，但它的支持者已在一面旗帜下聚集起来，在这面旗帜下，他们称颂生命的神圣性，反对所有形式的协助死亡行为。该联盟的领导人坚持认为，申德勒一家人的信念代

---

① 特里萨，泰里的本名。

表了少数人的观点；然而，毫无疑问的是，泰里·斯基亚沃是该联盟的圣女贞德。该联盟中其他成员持有的观点，可能与活力论者和有神论者的观点并不一致，但是，他们在情感上对该运动很重要，并且他们也为该运动中很多最有效的新闻原声摘要播出起了推动作用。

当泰里·斯基亚沃的生命在 2005 年 3 月 31 日这一天走到终点时，佛罗里达州州长杰布·布什发表了一份哀悼声明："我们州以及全世界的许多人，都为泰里死去的方式感到深切的悲伤。我也感到悲恸……但是我仍确信，泰里之死是一扇窗，透过这扇窗，我们能看见，我们的家庭和社会中有很多问题尚未解决。"

在她死后不久，梵蒂冈发表了激烈言辞，罗马教廷正义与和平委员会（Pontifical Council for Justice and Peace）的主席马蒂诺枢机主教宣告道："这是死之文化对生之文化的胜利。这一死亡，并非自然死亡，而是强加的死亡。"这位枢机主教愤怒地将这些事实谴责为"这是谋杀，别的什么也不是"。

马蒂诺枢机主教仅仅是提起谋杀这一话题的许多人之一。这一切开始于泰里·斯基亚沃出生的家庭，申德勒一家人对她丈夫迈克尔的指控，他们认为迈克尔要对泰里最初的脑损伤负责。申德勒一家人宣称，迈克尔要么是在一次争吵当中打了泰里，要么是在她心律失常失去意识之际，他忽视了应当迅速叫来医疗援助。

马克·富尔曼写了一本关于泰里·斯基亚沃的书。这位前洛杉矶重案组警探，因为在妮科尔·布朗·辛普森和罗纳德·戈德

曼的谋杀现场发现"血手套"而为人所知，他还在 O. J. 辛普森 ①
的院子里发现了一只与院子主人匹配的手套。在申德勒一家人的
充分合作和保守的政治评论员肖恩·汉尼提的催促下，他开始调
查并写作泰里的故事。在他的书中，富尔曼写道，申德勒一家
人请求执法部门调查迈克尔·斯基亚沃对他们女儿的虐待行为。
2002 年，他们向法庭请愿，还提交了证据，包括一份骨扫描结果，
宣称这是家暴所致。富尔曼陈述道："很清楚，他，迈克尔·斯
基亚沃，一收到医疗失误的宣判，便开始了结束泰里·斯基亚沃
的生命这一不间断的战役。"后来，他写道，佛罗里达州在法律
上杀死了泰里·斯基亚沃……朝着迈克尔·斯基亚沃的方向。然
而，在结尾，富尔曼还是不情愿地总结道，他并未发现起诉犯罪
的根据。

　　申德勒一家人还是坚定不移地认为，至少迈克尔做了伪证，
他不实地证明泰里曾说她宁愿死去，也不愿意在昏迷的状态中活
着，他杀死了他们的女儿。在一场剑拔弩张的司法听证会上，当
戴维·吉布斯——申德勒一家人的律师，基督教法律协会的主
席——公开鞭挞迈克尔·斯基亚沃是一名凶手时，犯罪指控又重
新浮出了水面，主审法官詹姆斯·惠特莫尔立即因为吉布斯激起

---

① O. J. 辛普森（O.J. Simpson，1947— ），美国著名橄榄球大联盟运动员，曾一度是极受
　欢迎的公众人物，但现在主要因为"辛普森案"为人所知，他被控谋杀了他的妻子
　妮科尔·布朗·辛普森和她的朋友罗纳德·戈德曼，这一审判受到了国际上的广泛
　关注，尽管疑点重重，但最终他还是被判无罪。

了"该案中的情绪化一面"责备了他。

但是，在泰里·斯基亚沃的故事中，迈克尔·斯基亚沃并非唯一打上罪犯烙印的人。当数百名安乐死抗议者抵达位于佛罗里达州皮尼拉斯郡的伍德赛德安宁病房（佛罗里达阳光海岸安宁病房的一部分）的时候，他们举起牌子，上面写着"奥斯维辛安宁病房"，他们冲着安宁病房的职工大声叫喊："谋杀犯！"该安宁病房曾经获得美国医院协会颁发的具有声望的生生不息奖（Circle of Life Award），还承诺既支持斯基亚沃，也支持申德勒一家，但这些都于事无补。对游行示威者来说，安宁病房的职工是在积极地参与犯罪活动。而且，控诉并非单单针对安宁病房的职工。抗议者还在镜头前摇动着手写的标语牌，将佛罗里达州遗嘱认证的法官乔治·格里尔比作阿道夫·希特勒，他们也愤怒地控诉他是个谋杀犯。格里尔法官的犯罪行为是，他维护迈克尔·斯基亚沃——泰里的配偶——除去他妻子饲管的决定权。在复活节那天，安宁病房所在的街区不断响起游行示威者的抗议声音，他们声称警察也是纳粹分子。

伍德赛德安宁病房的抗议者是该联盟中的新成员和卫士。在该联盟中，表现尤其突出的是反堕胎运动中的成员，据兰德尔·特里所言，他们的参与始自反堕胎组织救援行动的建立。在"（申德勒）那一家人请求我代表泰里进行广泛的宣传时"，兰德尔·特里和他的支持者回应申德勒一家人的方式为，他们在泰里度过生命中最后三年的安宁病房外，组织起了祈祷守夜，他们频繁且持续地在电台和电视中发声露面。

宗教保守派通过大规模的祈祷守夜、基督教电台广播、数以千计封针对州和联邦的立法者的电子邮件，在该案例中发挥着关键作用。虽然在目前，他们想要战略性地避开公众关注、原教旨主义者、福音派信徒，以及其他在该联盟中保持着核心权力的宗教群体。

残疾人权利群体被这些议题分化了，总计有 14 个全国组织发表了法庭之友①的简报，支持申德勒一家人的立场。属于该联盟部分的残疾人组织，对残疾人生命的进一步贬值感到非常担忧。

其中的一个组织，富有趣味地取名为"还没死呢"，最初是为应对杰克·凯沃尔基安医生因两起协助自杀案件却于 1996 年无罪释放成立的。该组织中的一位发言人说道："最初的关注点……在巨资成立的'临终生命'（姑息医学）倡导团体……它们旨在让患上了致命疾病的人在生命的最后阶段能好过点儿。在过去几年……他们的关注范围得以扩大，但是其程度却让人害怕……他们竭力扩大对'临终'的定义，把患有无法治愈疾病的残疾人和患有慢性疾病的、寿命不过几年的人都包括在内。"

另一名活动家写道，法庭实施的制裁决定，诸如除去泰里·斯基亚沃的饲管，将美国带回了不堪回首的往昔，彼时，我们对残

---

① 法庭之友（friend-of-the-court），英美法系国家的一种法律制度，即在诉讼案件中，非诉讼当事人的任何一方，没有直接涉及法律利益的私人或团体，主动向法庭提供法律解释的书面报告，以协助法院做出更公正的裁决。

疾人实行绝育，淘汰他们，法庭的决定并不仅仅反映了个人偏见，而且还为这片土地上的法律所拥护。

我曾与之交谈的残疾人权利组织者们，乐见能有一个讨论会来表达他们的纲领，但是，他们中的许多人对媒体的错误引用，对因政治理由被争论双方操控深感恼火。

正是撤去泰里的人工营养和水合作用，激起了申德勒一家人的愤怒，也被该联盟所憎恶。2004 年，教宗圣若望·保禄二世声明，当病人处于持续性的植物人状态时，医疗护理的提供者，道德上有义务为其提供食物和水。在 2005 年到 2006 年间，不同的强调生命权的群体尝试着让超过 25 个独立的州议会通过一项名为"残疾人饥饿与脱水防治法"的法案，但并未成功。威斯康星州州长詹姆斯·多伊尔在该法案上投反对票，他解释道，这份法案应当称为"不合理条款"，因为它把一名医生的政见放在病人的最佳利益之前了。

然而，2008 年 6 月，亚利桑那州议会和州长却通过了《杰西法案》，该法案禁止代理人替病人拒绝食物和流体。这一措施受到了杰西·拉米雷斯案件的启迪。杰西·拉米雷斯是名邮政工人，海湾战争的退伍老兵，在一次汽车事故中，他的脑部遭受外伤，他的医师拔掉了他的饲管，将其转移到一家安宁病房。就像泰里·斯基亚沃，杰西的家人在法律论辩中分成两边，一边是他的配偶（她支持除去他的人工营养与水合作用），另一边是他的姐妹和母亲（他们反对他妻子的做法）。联合辩护基金会，一个基督教法律组织，哪怕当法律的问题得到解决，他们也能让法庭命令继续使用饲管，该组织在这方面作用显著。不像泰里·斯基亚沃，拉米雷斯并未处于持续的植物人状态，他从昏迷中醒了过来。这一戏剧性的转折点，立即促使该法案得到通过，反堕胎共同体为此欢呼雀跃。

该联盟假定道，在将持续性植物人状态区别于其他紧随脑损伤而来的状态方面，医师们会犯错，他们的界定是正确的，但这并不会改变医学界对饲管的主流观点，即饲管只在特定的情况下，仅为维持生命才是有价值的医疗手段。使用管子当然和饮食与喂养不同，因为人和食物没有任何触觉、嗅觉、味觉上的联系。我在贝斯代特最亲密的同事之一，黛安娜·贝克护士告诉我，在她看来，人工喂养仍然是一道医疗程序，直到我们有一天能把一块芝士汉堡挤进管子底部。她已为自己写了一份预设医疗指示，清楚地表明在任何情况下，都不准他们为其使用管子。已故的得克萨斯州牧师查克·迈耶相似地总结道："直到你认为你能通过那个管子吃到一份辣肉玉米卷，它才不是饲管。你觉得那是食物？你吃给我看看！"

并非所有与姑息医学有过节的人，都持有申德勒一家人的立场。亚历克斯·谢登伯格，防止安乐死联盟主席，多伦多研讨会的组织者，而正是在那一场研讨会上，我遇见了博比·申德勒。亚历克斯是一个不眠不休的年轻男人，住在安大略省伦敦市的一个小社区里，当他向我描述他那"十分普通"的外貌时，他愉快地笑了。亚历克斯大学时期学的是历史，之后为天主教工作了五年，负责家庭生活和青年部。1999 年 7 月，他开始了防止安乐死联盟主席的工作，作为对罗伯特·拉蒂默受到广泛的公众和司法支持的嫌恶反应。

拉蒂默是一位来自萨斯喀彻温省的农民，在 1993 年 10 月 24 日这一天，他杀死了自己十二岁的女儿特雷西。特雷西患有严重的脑中风，她死时体重四十磅①，四肢瘫痪，身体机能的水平仅相当于三个月的孩子。自始至终，她都需要紧急医疗和外科救助，不能走，不能说，不能给自己喂食。尽管她对别人的关爱有所反应，且根据某些观察者所言，她还能够微笑，但当罗伯特·拉蒂默在皮卡车中杀死了她时，她处于持续性的剧痛中，死因是一氧化碳中毒（他把一根软管伸进了车窗里）。

1994 年，他被判处二级谋杀罪，1997 年，他再次受审，陪审团维持原判，但建议一年之后——即便二级谋杀罪最低刑期是二十五年，且十年没有获得假释的机会——他有资格获得假释。法官特德·诺布尔授予他宪法豁免至最低刑期并声明，特雷西·拉蒂默被谋杀是一起"罕见的杀人行为"，犯罪的动机是关怀和利他。他继续说道："那便是为什么需要一个更好的术语——富有同情的杀人，来称呼该案。"该案件移交上级法院审理，反反复复，最终来到了加拿大的最高法院，之后，2008 年 3 月 13 日拉

---

① 约 18.14 千克。

蒂默最终因日间假释而被释放。加拿大的大部分公众觉得，他本来就不该被关进监狱。

亚历克斯·谢登伯格六个孩子中的一个患有自闭症，因此，他与残疾人社区保持着长期的密切联系。他对拉蒂默案的反应是问我："如果对很多加拿大人来说，特雷西的生命缺少价值，那么，其他弱势群体又该如何？"

亚历克斯像所有我遇见过的该联盟的发言人一样，很是小心谨慎，他对姑息医学的批评微妙而敏感，他解释道，他大体上支持该专业和它的努力——除了少数姑息医学医师和安宁病房职工，他们"越过了杀人和放任死亡之间的界限"。他担心这些少数姑息医学医师会有消极的影响，也担心该领域以不可接受的方式发展和改变。除此之外，亚历克斯对姑息治疗将症状的有力改善包括在内感到满意——尤其是针对濒死之人——他还赞成双重效应原则，赞成某些治疗可能会加速死亡过程这一认识。他甚至还接受偶尔使用姑息治疗让病人处于睡眠状态——一项我将在后文中更加充分讨论的医学实践，但因为会引起不间断的剧痛，因而需要引导病人进入昏迷状态。

但是在访谈中显而易见的是，当开始说到终止水合作用与人工营养时，亚历克斯变得更加情绪化。对清楚写明偏好停止水合作用的临终关怀项目，他表现出了明显的忧虑不安。他的信念是，如果可能的话，应该用手和勺子来给濒死之人喂食，如果他们无法吞咽，那么至少应该用管子和其他医疗手段给他们持续地提供少量流食。一想到人工营养、水合作用，以及其他相似的延长生命的治疗手段被终止，或者被拒绝提供，而那些病患并没有快要死去，亚历克斯和该联盟中其他领导者就感到义愤填膺。这便是亚历克斯制定残疾人权利纲领的出发点，他坚持道，家人和社会相信他们能评判人类生命的意义和价值，这纯粹是傲慢自大。

亚历克斯向我提及他私人黑色的野兽 ① 哲学家彼得·辛格 ②，他说辛格持有一种观点，精神错乱或者脑死亡的人相当缺乏对他者的意识，那么，他们就不再属于同样有感情的人类。亚历克斯强烈反对这一观点，他担心这会快速导致医疗机构中阿兹海默症病房被职工清空，这些职工决定削减花费，终结这些病人的人工营养与水合作用。他的设想同前州长萨拉·佩林在 2009 年美国医疗护理辩论中的夸张言辞并无不同，佩林称医师为"死亡专家组"，认为他们会断定患有唐氏综合征的孩子——比方说她的孩子——没有生命价值。尽管这样的想法看起来荒唐可笑，但它们并非完全是天马行空的想象，如果还记得第二次世界大战中纳粹德国的医疗政策的话。

关于泰里·斯基亚沃，亚历克斯告诉我，如果她在严重的脑损伤之后得了癌症的话，他可能对发生了什么会有不同感觉（这与她家人表达的观点形成对比）。然而他解释道，除掉饲管时，

---

① 黑色的野兽，原文为法语习语，指个人强烈厌恶或唯恐避之不及的人、事、物。
② 彼得·辛格（Peter Singer, 1946—），澳大利亚著名伦理学家、哲学家，世界动物保护运动的倡导者，其学术著作《动物解放》标志着动物解放运动的开端。

她并没有快要死去，而且"目的是让她死去，行动是除去流体食物，最后，她死于脱水……那……"他毫不犹豫地宣称，"无疑是安乐死。"

根据亚历克斯的说法，对生理状态稳定的病人实施脱水，比感染他们更残忍，因为脱水会将死亡的过程拖延至数天或数周。他清楚知晓抵制其结论的研究和临床经历，他解释道，那些脱水死亡的研究中，多数的研究对象是患有癌症扩散的病人——他觉得，这以一种不同于其他情况的方式改变了身体。

除此之外，当有能力的个体请求或要求停止维持生命的治疗手段——饲管、透析、呼吸机，或其他治疗手段——的时候，亚历克斯对赋予病人自主权上夸大的重要性表示担忧。他害怕当人们因沮丧而心理脆弱时，当病人为他们的病让亲人产生负担而感到不适和担忧时，他们可能会提出这些请求。他希望这些人在采取任何行动之前考虑以下问题：我是快死了吗，或者不是？我是在导致自己死亡吗，或者不是？我的社会需要和情感需要，是否同我的生理需要一样被满足了呢？

那天稍晚些时候，临终关怀医师协会的全国主管威廉·托夫勒医生做出了相似评价："当一个病人说'我还是死好了'，他们可能是在说'没有人关心我'。"

亚历克斯和我小心谨慎地谈起了天主教。他并不希望自己作为一名专业的神学家被误解，但是他说："让自然死亡来临不是个问题，杀死某人却是个问题……如果你杀了人，那么，天主教便无你的容身之地。如果你助长杀人，显然，你已背弃了天主教的教义。"

亚历克斯和我一起回顾了皮尔耶乔治·韦尔比的案子，他是个患有肌肉萎缩的意大利男人，在他的医师撤去其呼吸机之后，他被拒绝举行一场天主教葬礼。韦尔比写下了关于他希望死去的想法，文字读来辛酸，他的大部分描述我已经看过，他写道，梵蒂冈宣布他的死亡会是安乐死。好几个意大利政客积极地试图控诉他的医师犯有谋杀罪。亚历克斯向我解释道："在韦尔比的呼吸机被关停后不久，他便去世了，这并非安乐死……这是自然死亡。尽管他被拒绝举行天主教葬礼这一情况属实，但当你认真阅读文件的时候，你可以清楚发现，这与他如何死去毫无关系，而是因为他是一位安乐死活动家，被视为教会的局外人……他被逐出了教会。事实上，他把自己逐出了教会……如果你采取了安乐死，或者你是一个推动安乐死的名人，你就等于把自己逐出了教会。那就是教会文件如何书写的……如果给他举行一场天主教葬礼，对他们来说，将会是一桩丑闻。"

* * *

在多伦多反安乐死会议开始前，彼得·桑德斯医生和我在享用早餐的时候遇见了彼此。尽管他刚下从伦敦希思罗机场来的飞机，明显还在倒时差，但他看起来很是英俊，动作优雅，而且抑制不住地想要描述他在大不列颠的工作。彼得是基督教医疗人员协会（Christian Medical Fellowship）的秘书长，也是关怀而不杀生组织（Care Not Killing, CNK）的主管。基督教医疗人员协会是CNK的核心成员之一，CNK是一个包含48个组织的联盟，那些组织包括姑息医学、专业人士、信仰和残疾人权利群体。CNK似乎是亚历克斯·谢登伯格的防止安乐死联盟的英国版。

彼得解释道："CNK的成员来自五湖四海，背景不一，但是在致力于推动姑息医学的统一目标下，他们联合了起来。他们的目标还包括，反对法律中任何允许安乐死或协助自杀的变更。2005年，CNK联合反对一项将要允许医师协助自杀的议案，过程中，他们不仅挫败了该议案，还改变了英国医学会、皇家内科医学院，以及皇家全科医学院的立场。"这些组织先前在安乐死这一话题上保持中立态度，彼得乐见到，他们如今都表达了对该实践的反对。

CNK预测会有人尝试去改变苏格兰的法律——"又一俄勒冈州类型的议案"——该组织对此保持警惕。"我们不得不小心翼翼，"彼得告诉我说，"对不正当的方式保持谨慎，比如撤去医疗手段等。"这一声明最初使我困惑，因为在访谈一开始，彼得表现出的看上去是对姑息医学全心全意的支持。他继续说道："我们需保持警惕的另一不正当方式是，杀人的法律对那些越界人士的判刑，重罪越来越少。"他在荷兰曾解释过，安乐死在正式合法化很久以前，它在法律上得到了许可——如果荷兰医生遵循一整套指导原则，便不会被起诉。他引用了海特勒伊达·波斯特马医生的案子，这位医生杀死了他的母亲，后来从法庭那里得到的惩戒微乎其微。"当法律不强迫时，人们将会违法。"他说，荷兰医学界对该案的接受，以及"更多关于撤去治疗手段的自由主义观点共同导致安乐死在法律上被认可，最终在 2002 年合法化"。

我对他那坚定的法律与秩序立场感到好奇，也对他在停止治疗上的影射表现出了兴趣。他解释道："对安乐死和医师协助自杀，CNK 有一个明确的观点，但我们并非总能达成一致，在撤去或拒绝提供治疗手段议题上，让组织成员中的每个人感到满意……你可以想象，让 CNK 这样一个成员多样化的群体保持凝聚力是相当大的挑战……撤去或拒绝提供治疗手段，可能是有着最大张力的问题了……CNK 内部有些群体，我想把他们叫作活力论者。（他们）对任何维持生命的治疗手段被撤去都很难接受。也有别的群体，他们的观点更自由主义。我个人的看法可能处在中间。"

与亚历克斯·谢登伯格产生共鸣，彼得的观点是："杀人总是错的，而放任某人死去，有时是错的，有时不是——取决于实际情形。我认为关键的议题是，首先在撤去治疗手段方面，个人的目的是什么——目的是让病人死去，或者，撤去的治疗手段比疾病还糟糕？我认为，另一关键的问题是，实际上到底是什么杀死了某个病人——是疾病、被给予的药物，还是因为剥夺了食物和流食？我不觉得不管在任何情况下，我们都有义务要给每一位病人提供所有可获得的治疗手段。我认为，当这些治疗手段带来的重负，超过了它们能为病人带来的益处时，撤去和拒绝提供治疗手段是很好的医学实践，这些临终病人正在走近死亡——死亡是不可避免的，我们无力停止——然而也要认识到，该实践有时可能会有缩短生命的效应。换句话说，人有死亡之日，但我不觉得，人有被杀的好时机。"

CNK为英国的《心智能力法》所困扰，彼得解释道："我们反对在法律上绑定预设医疗指示。我们认为，撤去治疗手段的决定，应让医疗护理专业人士和病人一起做出。对预设医疗指示，我们持保留意见，因为我们觉得，病人立下预设医疗指示，并不总是以最佳和信息最全面的方式，保留意见是在这个意义上说的。我们也知道，如果预设医疗指示在临床上不合宜的话，很多病人宁愿他们的医生将其否决。因此，我们反对那迫使医生束手束脚地展开行动的整个想法——实际上，这些想法与医生更好的判断相违背。"

"人们，"他告诉我，"形成两大阵营。我们面对的情形，我们称为'激烈的对立'。对立一方认为，对快要死去的病人进行过度积极的、不合宜的、干预过多的治疗——这样的治疗比疾病还要糟糕。我将其称为治疗过度，激烈的对立之一。在另一端，则是激烈的对立之二，过失或者治疗不足。很少有人能平衡这激烈的对立两端，在中间均等地走过。大多数人，要么转向一边或另一边——换句话说，他们担心治疗过度多于担心治疗不足，反之亦然。"他以恰当的观察总结道，人们的立场会被他们自己亲人的生死经历"感染"和塑造。

我问彼得他对CNK中的活力论者作何感想，他把他们描述为更倾向于医疗干预，偏好"治疗过度而非治疗不足"。他指出了该联盟中的两个反堕胎组织，ALERT和保护未出生儿童协会（SPUC），并且说道："它们现在也对临终生命的议题相当感兴趣，它们可能是最反对《心智能力法》的两个群体了。要我说，基督教医疗人员协会走的是中间道路，其他一些反堕胎组织也是。可能姑息医学协会……更担心治疗过度吧。"最后一个组织，原来是关怀而不杀生联盟中唯一非信仰的专业群体。

听到诸如此类的声音，便很容易领会博比·申德勒及其他人对我们医院中姑息医学的负面反应。尽管我不赞成他们的立场，但是，当他们坚持认为我们在杀死病人，或者是通过缩短治疗允许他们杀死自己的时候，在某种程度上——尤其是在情感的层面上——我能理解他们的想法。

确实，对谋杀指控的情绪化反应，虽然能讲得通，但其程度之深，着实会显得怪异——至少作为一项应对机制而言。我的同事迈克·杰曼医生坚持道，对两类临终生命的谋杀指控的心理学解释，以及当前试图将临终生命医学实践罪名化的尝试，与人类对死亡的普遍焦虑与恐惧相联系。伍迪·艾伦曾说："与其生活在我友人的心里和脑中，我更愿意生活在我的公寓里。"他说的话并非没有共鸣。当一位亲人去世了，我们的一部分也死了。悲伤并不罕见——或者，关于那一点，预期性悲伤——悲伤包含了不同程度的绝望、焦虑、内疚、愤怒和忧愁。这些情感错误地置于别人或其他机构上，也不罕见。如果某人认为医师或医院对病人的死亡负有责任，那么，民事纠纷诉讼通常会随之而来。然而，谋杀指控却把事情带到了另一个层面。

其中的一些指控可能来自于法庭上演的个人间预先存在并且琐碎的冲突。然而，更加宽厚的解释为，有很多人，包括申德勒一家人，他们诚挚地相信，受苦是宗教设计的一部分，人类不应干预——尤其是会加速死亡的干预。其他人持有世俗的活力论观点——不管状态如何，凡是生命都是宝贵的，死亡是最终的敌人。持该观点的很多人越来越多地排斥那些医学专家，而这些专家肯定姑息医学哲学，且寻求改善生命临终症状的方法。从那些高度重视生命尊严的人的角度来看，可以理解的是，那些观点完全相反的医师或护士是在加速死亡，这些举动是不当的医学实践，是在犯杀人罪。

在我与该联盟成员的谈话中，显而易见的是，有些领导者——比如博比·申德勒——会把安乐死、医师协助自杀，以及姑息医学的复杂基础混为一谈，全都反对。而其他领导者，比如来自佛蒙特州的鲍勃·奥尔医生，他也在多伦多会议上发言了，他们会认出这三者之间的区别，坦率地成为姑息医学倡导者。认为该联盟成员一致反对在临终关怀上运用姑息医学，这一结论实为过度简化，准确的说法是，该联盟中有广泛的怀疑主义思想，联盟成员有时会断然拒绝特定的实践，诸如撤去人工营养和水合作用，或者是积极地使用鸦片类药物。

我并未看见该联盟在针对医师发起刑事指控这部分的协同努力。相反，我认为，医疗护理专业人士被指控谋杀、受到调查，这是哲学争议的副产品——近年来，在美国，由于人们普遍依赖有计划的死亡，撤去或拒绝对生命的支持治疗和临终关怀服务的提供，这种冲突已经在美国蔓延。姑息医学在我们社会中的支配地位，以及对护士和医生动机的怀疑，共同创造了一个危险的环境，该环境对医疗护理从业者来说，充满了激烈争论以及好打官司的特性。除此之外，不可否认的现实则是，真的有一些不正常的医务工作者谋杀了病人。

第十一章　医学连环杀人犯

当马萨诸塞州西部地区的人专心于对连环医学杀人嫌犯克里斯滕·吉尔伯特的审判时，埃米、金和奥尔加在照顾着罗西。四年前，三位来自北安普敦的退役军人医疗中心的护士站了出来，报告了对一位同事的担忧。她们医院中病人心脏死亡的人数不同寻常地增多了，药物肾上腺素的供应减少了，原因却不明，这一道引起了她们的怀疑。焦点集中在一名注册护士克里斯滕·吉尔伯特身上。因为在她轮班时未曾料到的高发死亡率，克里斯滕被同事戏称为"死亡天使"。然而，警探们却不相信巧合，他们认为，在负责C病房的三年间，克里斯滕报告了八起独立的火情，还因为扑灭了一场火得到了奖赏，这极其令人怀疑。

围绕着七位病人之死，调查最终展开。助理联邦检察官阿里亚纳·布沃诺对陪审团解释道："住院的退伍军人在战争与和平时期保护了我们的国家，由于他们的身体和心理疾病，他们是脆弱的，其中一些人病得很重，有些没有家人。正因为如此，女士们先生们，他们是无可挑剔的受害者。"

对克里斯滕的审判，于马萨诸塞州西部地区的人来说可谓一件耸人听闻的大事，在马萨诸塞州西部地区这个地方，当地报纸

《汉普夏每日公报》——警方的记事簿更可能报道的是，一个信箱遭到了破坏，一辆轿车非法闯入，或者马萨诸塞州大学的学生因在家庭聚会上大声吵闹而被捕。1998 年，当克里斯滕被指控杀死四位病人，还企图通过为其他三位病人注射心脏兴奋剂杀死他们时，她三十岁，所有的受害者都是成年男性，但只有一个病得快要死了。政府的立场很清楚，这些永远称不上是安乐死。尽管联邦长期以来禁止死刑，但是那些可疑罪行，对象为联邦的土壤——退伍军人医疗中心——这意味着，如果判定有罪，克里斯滕·吉尔伯特可能会被处以死刑。

鉴于吉尔伯特所处的危险境地，当她被分配给一位睿智的联邦法官迈克尔·庞瑟时，实为她的幸运。庞瑟——先前提到和擦鞋男本杰明·巴布科克建立友谊的那位法官——来审理此案，他在法官席上有着十七年的经验。一千五百张陪审团传票分发了出去，但因为法院不足以容纳那么多的陪审员，八百个潜在的陪审员在附近的斯普林菲尔德交响乐大厅听完了初步说明，完成了一份十五页的问卷调查。

最终，十二名陪审员和六名候补陪审员来到了北安普敦法院，从 2000 年 11 月 20 日到 2001 年 3 月 26 日一直在法院听证。三位非常敬业的当地律师组成了吉尔伯特的辩护团队，协助人员则有三名调查人员、两位毒理学家、一位病理学家、两名心脏病专家、一名护理顾问、一位陪审团顾问、一名精神病医师、两位减刑专家（mitigation specialist）、一位统计员、一名神经心理学家、一名行为心理学家、一位精神病学家、一名内分泌学家和一名律师助理。在审判取得结论前，辩护花去了上千个小时，还花去了用于准备打官司的一百六十万美元公共基金。可以这么说，该案所花费的金钱和时间，耗尽了马萨诸塞联邦。

检方控告克里斯滕·吉尔伯特不仅违背了作为一名护士的责任，没有尽到照顾退伍军人的爱国义务，而且还犯有通奸罪。在退伍军人医疗中心广为人知的是，她和该医院一位警卫之间处于热恋阶段。根据地方检察官所言，淫荡的性爱是理解吉尔伯特犯罪行为的关键。她诱发病人心脏骤停，宣布急救代码，使得医院里多名职工，包括她的情夫在内，都冲到病人的床头，他们在那儿观察到克里斯滕试图勇敢地挽救生命。在检察官口中，克里斯滕·吉尔伯特是个"代码虫"，对应于纵火犯之"放火虫"。（关于那一点，尽管有证据表明她确为一个放火者，但她从未被控诉犯有纵火罪。）

2001 年 3 月 14 日，吉尔伯特被判犯有三起谋杀罪，一起是二级谋杀，两起谋杀未遂。在定罪阶段做出结论时，陪审团僵持不下，庞瑟法官判处她强制性终身监禁，没有释放的可能。吉尔伯特在得克萨斯州沃斯堡的一处最高安全级别的监狱中，连续服刑四个终身监禁，那处监狱将是其最终死亡的场所。

在听了我所在医院里的护士说的话后，我想知道针对克里斯滕·吉尔伯特那起案子的更多细节。我怀疑，当地方检察官开始积极地追踪对贝斯代特内职工的调查时，他想知道，在马萨诸塞州西部地区是否潜藏着泛滥的医疗杀人。

克里斯滕·吉尔伯特的罪行看起来相当清楚；但是，我决定把该案看得更深入一些，我联系上一位名叫吉姆·基希霍费尔的医生，他曾在辩护团队中作为一名专家证人作证。现在，我们预定见面的前一天，他正在我办公室外的医院走廊里来回踱步。吉姆是一个热情而有奉献精神的心脏病专家——作为"柯克船长"被他很多朋友所知，柯克船长是星际飞船"企业号"的指挥官①。我们原本安排在星期二下午见面，但今天是星期一，显然，他把日期弄混了。站在我的门外，柯克船长使我想起一幅画面——一辆大马力的车在短程加速赛开始前加大油门。

当我终于可以在我的办公室里自由地看着他时，吉姆坐在铺着厚厚垫子的莫里斯椅上，身子前倾，很快回顾了案子的实情。"当我被叫去当专家证人时，我对自己将陷入何种境地毫无头绪，"他对我说，"并且，当审判进行时，它改变了里面每个人的生活，"他继续解释道，法律团队和顾问都热情地参与到辩护中去，在该案不幸的结论作出之后，一位律师离开了法律行业，一场合作关系崩溃了，还有好几桩婚姻破碎了。"

"克里斯滕·吉尔伯特被控告加速了退伍军人医疗中心里许多病人的死亡，方式为给他们注射肾上腺素。我觉得，'那真是疯

---

① 出自很有影响力的美剧《星际迷航》。

了！肾上腺素是救人的药。如果有一天猪能从我的肛门那儿飞出来，肾上腺素才会杀死人。'"

他对我露齿而笑，又说道："实际上，我把这最后一句陈述对辩护团队说了许多次，我说，他们的恐惧完全是没有根据的，我说了许多许多次，甚至于当我在证人席上，我还打算重复一遍。"

我第一次理解到，为何吉姆在他贝斯代特医院发的身份识别卡上粘了一只小小的金猪，那头猪有翅膀，充满魅力。这是吉尔伯特的律师给他的，这公开显示出他对该案的持续性依恋。因为他确信克里斯滕·吉尔伯特是清白的，没有犯谋杀罪，吉姆无法理解为何她会被成功起诉。他得知了地方检察官的说法，即克里斯滕反复地诱发病人心律失常，那样的话，她可以被人瞧见英雄般地复苏病人——很像放火的消防队员——他觉得该说法牵强附会，根本没有可能。

他苦涩地宣称，她彼时工作的那家退伍军人医院是"一个蛇坑"，职工们酗酒，服用娱乐性药物，溜到停车场搞外遇。在吉姆看来，吉尔伯特可能在性生活上并不忠于配偶，在道德上也不完美，但她可能被无关紧要的证言严重伤害了，那证词断定她是一位不贞的母亲。他也猜测道，助理联邦检察官担任这起备受瞩目的案子的控方律师，可能是因为他在案子中看见了职业提升的机会和宣传效用。事实上，吉尔伯特案中的四名刑事侦查人员、便衣特工、控方律师，都被联邦执法人员协会授予了奖项。

在我见到吉姆之前的几个月，埃米·格利森和他有过接触，他对她的状况了然于胸。我问他作何感想，他回复道："这是一支穿心而过的箭。他们贝斯代特的护士在试图拯救那些可怜的受苦者，一家退伍军人医疗中心的某些蠢蛋竟然说：'你并非在试图减轻他们的痛苦，你在试图杀死他们！'真是令人难以置信。"

我个人从未被控诉有犯罪行为——甚至从没有收到一张超速罚单——我无法想象犯罪，除了偶尔阅读悬疑小说，或者读报纸中的故事。因此，当奥尔加·瓦斯克斯告诉我金·霍伊是个杀人犯时，我目瞪口呆，最初和吉姆一样感到愤慨。一位医师同事或者一位护士参与杀人，或者引来了犯罪调查，这件事令人大吃一惊。尽管可以理解的是，奥尔加和地方检察官可能还一心想着克里斯滕·吉尔伯特的案子，脑子里都是对她的想法，但是，我认为那个案子实属异常。

然而，真相总是更加复杂，仅仅是粗略地搜索医学连环杀人犯这个话题，就显示了情况到底有多严重。吉尔伯特并非唯一的医学连环杀人犯；实际上，在互联网上稍稍简单搜索，就会出现数量相当多的护士名字，包括雷亚·亨森、泰里·雷克尔斯、唐纳德·哈维、奥维尔·林恩·梅杰斯和罗伯特·迪亚兹。迪亚兹被指控杀死了十一位病人，当前他是圣昆廷的死刑犯，被判处死在毒气室里。

我将要谈论的令人发指的事，我并不希望把它们大事化小，或者轻视它们。但是，我能将下列罪行进行划分的唯一方式，即想象自己在监狱的走廊里走着，简单地"会见"某些已是犯人的医护人员。

在第一间牢房里，我们或许能撞见现已四十九岁的前护士查尔斯·卡伦。2003年12月，他因被指控谋杀了一位罗马天主教牧师，还试图杀死另外一位在萨默塞特医疗中心的病人而被捕。卡伦在法庭上宣布，他已准备认罪，还说在其十六年的护理生涯中，他结束了在宾夕法尼亚州和新泽西州其他四十位病人的生命，这使得调查人员目瞪口呆。他坦白道，他为病人过量使用了胰岛素和地高辛——这些药物用来对付糖尿病和心脏疾病——表面上看是在减轻痛苦和折磨。卡伦不仅杀死了那些因病快死的人，他也杀死了其他从疾病中康复的患者。他的受害者年龄从三十八岁到八十九岁不等。

卡伦长期患有心理疾病，至少三次试图自杀；他曾四次因精神病住院。据《纽约时报》报道，他有虐待猫狗的记录，他还跟踪过一位护士同事。2004年判刑的时候，他同意认罪协商，即十三个终身监禁，这意味着他在接下来的一百二十七年内都没有资格假释。

我们在想象的牢房里继续走着，接下来，我们会碰到维基·唐·杰克逊。她被怀疑曾通过注射一种阻止人们呼吸的麻痹剂米库氯铵，在得克萨斯州的诺科纳综合医院杀死了二十三名病人。2001年，该医院报警，说好几个装着该药物的瓶子不翼而飞，最终招来了牵涉到杰克逊的调查。

格涅内·琼斯在下一间牢房里，她的案子让人们注意到有时候受害者是孩子。1984 年，这位小儿科护士被判处九十九年监禁，在之后的一场审判中，她被判处还要额外加上六十年监禁。琼斯被怀疑杀死了大约五十名婴幼儿。

这趟监狱之旅需要有国际视野，因为除了美国，很多国家都出现了凶残的医疗护理人员杀人案。2003 年 2 月，一名法国护士克里斯蒂娜·玛列夫尔，因六名病人之死被判处入狱十年。她被指控在靠近巴黎的芒特拉若利一家肺科医院里谋杀病人。玛列夫尔就她的案子写了一本有争议的书，她写道，她帮助大约三十名临终病人结束了他们的生命。

2001 年，匈牙利的一名护士提米亚·法吕迪犯有谋杀未遂罪。尽管她坦白道，事实上，她在久洛尼勒医院曾给四十名年迈的病人注射，致他们死亡，但警察只收集到了八起案件的铁证。

去日本看看也是必要的。护士森大辅被指控使用了肌肉松弛药而非处方药，最终产生致命的结果，因此同事给他起了个绰号叫"突变森"。

荷兰则有露西·奎琳娜·德伯克。2002 年，她最初被怀疑使用过量药物谋杀了十三位病人。之后，四十一岁那年，她被正式起诉在海牙四家医院共犯有十八起谋杀与谋杀未遂案。2003 年 3 月，法官找到了她杀死三个孩子和一位年长女性的一组有效证据后，判处她终身监禁。然而，对毒理学报告和最初的审判是否有过度偏见的担忧浮出水面。2008 年，这一切导致她从狱中释放出来，而在 2009 年，阿纳姆上诉法院开始了对她的新的审判。

控方认为，德伯克着迷于死亡，在过去十年曾七次试图自杀。"当发现可乘之机很小时，（她）工作的方式举止优雅，精于算计。显然，她认为自己有资格掌控这些人的生死大权。"主审法官珍妮·卡尔克说。

德国是我们的下一站，2006 年，一名年轻的德国护士斯特凡·莱特，被指控给二十八位病人各注射了一杯混有致命药物的鸡尾酒。媒体给他起了个绰号叫"松特霍芬死亡护士"，以他居住的一个安静小镇阿尔派命名。莱特是德国自二战后最可怕的连环杀人犯，被判处终身监禁。莱特宣称，他本来是出于对年长病人的热情才做的这些事，但是他被指控犯有十二起谋杀案，十五起过失杀人案，还有一起"安乐死"。法官作出判定，认为他"顶多是对病人的身体健康表现出了肤浅的兴趣"。州检察官总结"他杀人就像流水作业"。像克里斯滕·吉尔伯特和维基·唐·杰克逊一样，斯特凡·莱特因为医院药物失踪和在他轮班时记录下的不同寻常的高死亡率而被人怀疑。

不清楚的是，是这些杀人犯变得愈发常见，或者仅仅是变得愈发明显。据《今日美国》报道，在 1970 年代四个案子被揭露之前，连环杀人犯几乎闻所未闻。在 1980 年代，连环杀人案的数字飙升到了十二个。1990 年，一本名为《杀人的护士》的书，引用了二十四名被指控犯有连环杀人案的护士和护士助理的案例。其他的例子正在持续被报道出来。

当然，护士并非唯一被定为杀人犯的医护人员。一位名叫迈克尔·斯旺戈的医师，可能位于美国医师杀人犯名单之首。斯旺戈相貌英俊，温文尔雅，金发碧眼，极其能说会道。1985 年，在他把砒霜混进救护人员的食物和饮料中之后，他第一次被判定有罪。所有被他投毒的受害者都恢复了健康，他被监禁了两年。从狱中被释放之后，不知怎的，斯旺戈成功地回到了医学实践的岗位上。

2000 年，斯旺戈因为在长岛医院谋杀了三位病人，纽约联邦法院判处其终身监禁。他被怀疑在过去二十二年谋杀了足足六十位病人。当被问及动机的时候，主诉检察官、助理联邦检察官加里·布朗说道："从根本上讲，斯旺戈医生就是喜欢杀人。"

当谈到牵涉医师的最臭名昭著的国际大案，我们只能参观两间空无一人的英国牢房。回到 1957 年，来自英格兰伊斯特本的全科医师约翰·博德金·亚当斯，在一场谋杀审判中承认他为一些老年女性"减少了去世的痛苦"，在他的照顾下，这些病人死了。亚当斯被怀疑曾杀死了一百六十个人，一项调查发现，在他一百三十二个富裕病人的遗嘱中，他的名字被提到了好几次，他们遗赠给他劳斯莱斯汽车——英国媒体觉得这一事实特别具有尖刻意味。奇怪的是，正是在亚当斯的庭审中，双重效应原则首次在英国的法学中得到了确切说明；德富林男爵对陪审团解释道："一名医师有资格采取一切合适且必要的措施，以减少痛苦和折磨，即便他采取的这些措施可能会顺带缩减生命。"令人惊讶的是，亚当斯的谋杀指控不成立，他被无罪释放了，但随后，他因为有过处方欺诈、在火葬形式上撒谎、妨碍警方搜查、未能将危险药物登记在册等十三项行为被判有罪。1983 年，他在一次狩猎探险期间离开人世。

尽管哈罗德·希普曼医生被视为英国手上沾染最多鲜血的连环杀人犯，但围绕着其罪行的种种情形，并未在美国有过广泛讨论。希普曼很像有胡子的罗宾·威廉姆斯 [①]，许多年间，他是一位受欢迎的全科医师，他友善的举止使其成为英格兰的海德乡村地区一名深受大众喜爱的人物。

2000 年 1 月 31 日这天，在希普曼审判的结论阶段，法官对他说："在你的受害者中，没有一位意识到，你给予的并非治愈之触 [②]，他们中没有一位知道，事实上，你带来的是死亡，死亡伪装成了一名好医生的关怀的模样。"哈罗德·希普曼被宣判犯有十五起谋杀案，还有一起伪造病人遗嘱案，被处以终身监禁。

大不列颠对该案群情激奋，公众要求一个更充分的解释，还要确保有关机构采取措施，好避免此类事件再次发生。以法官珍妮特·史密斯女爵为首的一个官方调查法庭，开始了对整个事件的彻底调查。史密斯的调查确定，希普曼杀人的常用方法需要使用致命剂量的海洛因——鸦片类药物的一种。像其他好几个医疗

---

① 罗宾·威廉姆斯（Robin Williams，1951—2014），美国喜剧电影导演、演员。
② 治愈之触（a healing touch），基督教中有耶稣基督触摸凡人可治愈疾病的说法，也用于救死扶伤的医生，表示对该职业的敬意。

杀人犯一样，希普曼是个瘾君子，他二十多年前曾经被宣判非法持有药物罪。在那段时间，他经历了精神病药物滥用的治疗，但没有证据显示他秘密杀害了他的第一个病人。

该调查法庭确定，希普曼谋杀了至少二百一十五个人。他的受害者年龄在四十一岁到九十三岁之间，但以老年女性为主。不像亚当斯，希普曼在那起伪造遗嘱案中，他杀人显然只是为了利益。除此之外，其动机不明。2004 年，希普曼在最高安全级别的监狱牢房里自杀了。

以上记录的医学界的反社会人士以及他们的疯狂罪行，绝不完整。加利福尼亚州立大学护理学院院长比阿特丽斯·克罗夫茨·约克尔，回顾了国际上九十起针对医疗护理专业人员的犯罪控诉，做出了结论。她发现护士占了该罪犯样本中的 86%，这些人中五十四个过去曾被定罪，现在，他们被怀疑应对总计两千一百一十三名病人的死亡负责。

迈克尔·威尔纳医生，一名来自纽约大学医疗中心的精神病医生，当他在《西雅图时报》发表评论时，也对为什么护士占医学连环杀人犯中的多数提供了一个解释："护士知道可以得到什么药物，何时换班，何时他们能与病人单独相处……并没有因被痛打而尖声惊叫的受害者，有的只是静静地下毒；并没有啜泣呜咽之类的事，有的只是无名患者慢慢沉入梦乡。"

这一对医学连环杀人犯的看法，凸显了许多常见的特征。很多医生和护士都有长时间的心理健康问题，包括药物滥用，过去多次自杀未遂，牵涉精神错乱行为的事件，以及因为患精神病而住院。尽管连环医学杀人犯有时给出安乐死或"仁慈杀害"作为动机，但大部分案子中，它不过是伪造的借口，仅仅是辩护的部分策略。最后，疯狂杀人可以很多年不被察觉发现。至少需要一个持怀疑态度的人——通常是另一名在医学界工作的人，比如奥尔加——来引发一场调查。

第十二章　上帝的军队

1986 年，卡尔·谢尔斯特兰德医生基于和一些来自明尼苏达州明尼阿波利斯的样本病人相处的经验，为声名卓著的《新英格兰医学期刊》写了一篇关于撤去透析的开创性文章。这篇文章使他收到同辈寄来的不少封信，很多人赞美他敢于书写已在暗中成为常见事物的一项实践的勇气。其他信件则攻击他，认为他违背了医学不惜任何代价也要保全生命的责任。

卡尔是我的一位好朋友，他大度地自愿描述他随后的经历。他身材高大，精干，体格健壮，尽管接近退休的年纪，却照样可以远足，或者越野滑雪，而且速度之快能把多数人击败。他出生在瑞典，也在那里接受教育，他善于讲些轶事，动辄引用文学作品，记忆力惊人，他对社会正义充满热情，对人也有着很强的好奇心。当我打电话给他，向他问及他的文章最初的反馈情况，他突然发出一阵笑声，坚持要发邮件给我，以下便是他的回复：

《新英格兰医学期刊》的编辑一定对文章的言外之意有些紧张，因为在发表日期前，他给我打了电话，关于应该如何对付记者，给了一些慈父才会说的建议。我们这些乡巴佬住在想象界线的西边，那条界线距离大西洋高水位三十英里，因而，我们在任何评判或者文化上都不能信任。

首先，美国广播电视台或者某些组织，从芝加哥打电话过来，表示想要来这里跟我和我一个病人谈话，这件事很好安排。从那之后，一群人来到这里，还带着相机和其他设备，在一个小时的访谈期间，他们问了我许多又好又尖锐的问题。然后，他们把话题转到了病人身上。

令我惊讶的是，记者说采访那晚就将播出——他们确实不想耽搁时间。我快速回家，准备感动我可爱的妻子，并且等着好莱坞的电话。我们打开了电视，最终报道出现了，总共十秒钟……

令人失望的是，先前没有任何大张旗鼓的宣传，一位热情的、有着一排整齐皓齿的记者说道："明尼阿波利斯一队医师报告说，透析病人的遭遇是如此惨不忍睹，以至于他们宁愿死去，也不做透析。"画面切换到一位表情悲伤的瑞典人，这个人咕哝着，说些关于透析的人生活如何艰难，宁愿死去……再切换到一位激动的病人，这个病人大声说道："我不想死去！"

后来某个时候，电话铃响了，我拿起话筒，一个奇怪的声音问我："是杰里斯特兰德 ① 吗？"

---

① 杰里斯特兰德（Jellystrand）是对卡尔医生的姓谢尔斯特兰德（Kjellstrand）的误拼。

尽管这个人对我的名字表现出了明显的困惑，但是由于我的口音，很难否认他已接通了那位著名的外国肾病学家。

我澄清了自己的身份，他继续说道："我们听说了你的病人已被谋杀。上帝的军队①准备践行主的意志。在你的名字上，我们搁了一枚子弹。"

我回复道（我至今仍对自己相当满意）："谢谢你警告我。你知道的，我对瑞典军队无比自豪，而且，我因证明了自己主要用小口径手枪杀人的技巧，摘得好几枚金牌。你得确保第一发能击中我——因为你只有那一次机会。现今，你给我滚进地狱里边，你属于那儿。"

一如既往祝好

卡尔

当我打电话给卡尔，感谢他分享的轶事时，他立即引用了温斯顿·丘吉尔的话，据传丘吉尔在布尔战争中当记者期间曾说："没有什么能比被人击中但毫无恶劣影响更让人兴奋的了。"卡尔还给这句话做了补充，"或者是让别人威胁着要枪杀你。"

我们讨论了很多案例，在这些案例中，停止透析最后都深陷司法体系的漩涡中。根据州法院全国中心 1990 年的一份数据，至少有七千个法庭判例涉及到停止治疗，而且这些案子中，至少有

① 上帝的军队（Army of God），美国的一个基督教恐怖组织，曾参与 1982 年反对堕胎的暴力运动，组织中的成员还曾绑架做过堕胎手术的医生。

五十起集中在撤去严重病患的人工营养和水合作用上。然而，卡尔和我两个人只知道三起值得注意的涉及停止透析的案子。

这三起案子，第一件的主角是一位七十五岁的男人，名叫厄尔·N. 斯普林。斯普林患有晚期肾衰竭，要求一周进行三次、每次五个小时的血液透析，而且他还遭受着晚年衰老带来的痛苦。他需要定期服用镇静剂进入深度睡眠状态，以克服他对治疗的抵触，斯普林经常拒绝从他住的护理之家被转送进透析诊所。在治疗期间，他会频繁地从手臂上拔掉透析用的针，还有腿部痉挛、头痛、头晕眼花等透析并发症。你可以想象他在透析诊所里的模样：没有方向感，剧烈地翻来覆去，血液在病房里四处飞溅，或者，有时躺在透析沙发上一动不动，目光呆滞。

1979 年 1 月，他的妻子和他唯一的儿子，两个人向马萨诸塞州遗嘱认证法庭请愿，请求下达停止透析的命令。他的儿子被指定为临时监护人，但是，考虑到停止治疗的请求，法庭也指定了一位诉讼监护人代表老斯普林。诉讼监护人是一个负责的个人——通常是一位社工或律师——由一位法官指定，协助法庭作出判决，并且给出独立的建议。该遗嘱认证法庭作出判决，支持停止透析，但是该决定不被诉讼监护人接受，后者上诉了。当马萨诸塞州中级上诉法院肯定了遗嘱认证法庭的决定时，诉讼监护人再次上诉。在十五个月的听证、上诉、逆转、原地踏步之后，马萨诸塞州最高法院最终作出裁决，肯定了中级法院的判决——在斯普林去世前一个月。

在他受折磨期间，报纸上都是苦涩的争论。护理之家的代表清楚表明了他们的担忧：如果厄尔被允许停止治疗，那么，这将打开闸门，其他所有精神错乱的住院病人，都将会被允许或者被鼓励死去。一位护理之家助理的访谈成为了加粗的头号标题，上面写着："厄尔·斯普林说'我想死去！'"一名寻求关注的政客加入了这场争辩，他还宣告，一旦哪天厄尔·斯普林咽下了最后一口气，他就会要求地方检察官起诉该病人的肾病学家李·希尔，控告其谋杀。

在案子解决数年后，当希尔快要退休的时候，我有一个采访他的机会。最高法院曾在其最终的判决中宣称："很少需要说到刑事责任；有一个珍贵的小小先例，这个先例暗示着，如果医生的行为基于善意的判断，从医学标准来看也非严重不合理时，医生将会得到保护。"尽管有这样的宣判，但在访谈中，李在我面前看起来仍是个忧心忡忡的男人。他颤抖着，斜视我的办公室内部，说道："我真诚地希望从未卷入其中！"

第二起案子发生在纽约，主人公是个叫作彼得·桑克的男人，他四十一岁，除了患有肾衰竭，还深受多重糖尿病并发症之苦，包括失明、双腿部分截肢、消化道溃疡出血，以及心血管病。他大部分时间都很痛苦，因此，他要求使用强力止痛剂。除此之外，他头脑清醒，内心警惕。

1982 年 10 月，由于疼痛和其他症状，桑克决定停止透析，回到家中在亲人的陪伴下面对死亡。他和他的亲戚，以及一位天主教牧师讨论了该决定。他和他的肾病学家，莉迪亚·霍尔医院的管理者进行了多次交谈，他们每个人最初都赞成他的请求。而作为他们的条件之一，桑克临时停止了他所有的镇静剂和止痛药，以便他可以进行由两位精神科医生负责的能力评估。两位精神科医生都同意，他有做出停止治疗这一临床决定所需的心理能力。还是那一天，彼得·桑克签署了法律文件，进一步表达了这些希望。

他的兄弟马克·桑克评论道，彼得很欣慰也很释然地得知，他的选择得到了尊重。然而，数个小时之后，医院方面不仅拒绝停止治疗手段，而且还走上法庭，要求继续治疗。马克·桑克描述那时他的兄弟，说他正经历着"我从未见过的最痛苦的阶段，满是痛苦与挣扎"。

两天后，桑克呼吸停止，陷入了昏迷状态，被连上了一台呼吸机。法院指定的那位诉讼监护人同意了桑克家人的说法，他们认为，桑克清楚地表明了他在昏迷前想要什么。下级法院赞成停止呼吸机治疗和透析治疗，但案子立即被提交到了上诉法院。纽约上诉法院——该州最高级别的法院——最终总结道，桑克的希望不仅"清楚、有说服力"，而且还达到了"超越合理怀疑"的更严格的标准。莉迪亚·霍尔医院被勒令停止所有维持生命的医疗手段。

在残酷的事件变化中，得知法院的判决，这家医院在没有允许桑克家人出现在他床畔的情况下，立即采取行动。他死了，身边没有任何亲人陪伴。

彼得·桑克案促使黑斯廷斯中心（The Hastings Center，美国最著名的生命伦理学组织）主席威拉德·盖林发问："我们如何走进这'爱丽丝漫游仙境'般的世界的？在那里，一个人得祈求他的合法权利，得证明他头脑清楚、神智正常，得忍受法庭听证，而且最终他的生命活动将减少到活死人那样，去做通常被认为是他特权的事情。"

第三起案子发生在明尼苏达州的亨内平县，卡尔·谢尔斯特兰德曾在那里从事多年的医学实践。卡尔说："在 1970 年代早期，我的一位同事弗雷德·夏皮罗医生正在治疗一位 62 岁的女人——她的名字我记不得了——用的是腹膜透析。"作为血液透析的一项替代治疗，腹膜透析是指将透析液灌入、排出腹膜，而不是把病人的循环系统连上一台机器，清洗血液。在腹腔中插入一根导管，如外科手术一般，以完成透析过程。

"就像厄尔·斯普林，"卡尔解释道，"她慢慢也变得精神错乱，在家不能照顾自己。在医院里，她会没原因地大声尖叫，而且，她的行为举止对其他病人而言，愈来愈形成麻烦和困扰。"在很多场合她会拔掉自己腹膜透析所用的导管，大部分时候，这位女士需要被限制住，以防这件事发生，因为没有导管透析就无法进行。在同她丈夫交谈很多次后——这些交谈有大量文件可以证明——医生和配偶同意停止透析。在那之后不久，她去世了，六个月后，她的丈夫也去世了。

"这位病人去世三年之后，她的两个孩子指控负责她的肾病学家犯有谋杀罪，但他们未能成功说服当局起诉谋杀。他们俩发起了针对肾病学家和医院的民事诉讼，提出理由证明该医生曾通过停止透析'抛弃'他的病人。他们在打官司上花了一百万美元，然而，陪审团讨论了五秒钟，认为被告并没有责任。此外，鉴于该病人糟糕的身体状况——残疾、难以治愈，法院作出判决，即便对原告造成了伤害，但没有任何财政损失——零美元，零美分——可归因于她的死亡，医生显然没有犯谋杀罪，或者是治疗不当。"

跟卡尔谈论这些案子期间，还有好几个关于案情的资料需要带回家做功课。在临床中，当停止治疗的决定能以恰当的方式记录在案，得到很好的管理时，现实危险微不足道。但不幸的事实则为，医务人员从未完全被授予民事或刑事责任豁免权。当谈到停止透析或剥夺其他任何延长生命的治疗时，总会有控诉、调查、刑罚的风险。更不必提及的是，正如卡尔所指出的，总有一些疯子来自上帝的军队。

哈佛医学院临床伦理学中心主任、波士顿一家儿童医院的医师罗伯特·若恭，得出了一个有争议的结论，与我产生了共鸣。在一份题为《在撤去维持生命的治疗方面，有限制吗？》的医学期刊文章中，罗伯特写道：

　　我认为，"我们只是在允许病人死去"这一观念和"我们从不杀死他们"并不相干，这不相干使我们在考虑临终关怀时陷入了更大的困惑。让我清楚地表态，我从不会对病患的亲人说，我们准备通过撤掉呼吸机杀死他们的亲人。我的观点是，我们唯一要描述的语言是"允许死亡"的语言。

当博比·申德勒声称他的妹妹是被杀死的时候，因为这一语言上的困扰，我可以赞成他的观点。无论是说死亡被加速了或者生命被缩短了，底线都是我们的行为导致人们比他们原来自然状态下死得更早。在情感方面上看，医生和护士参与其中的会加速死亡的实践，好像是杀人。但我没有任何一个瞬间会暗示这种"杀害"与谋杀有任何关系——显然没有预谋的恶意，而那是谋杀定义的关键成分。暗示撤去治疗等同于谋杀是一个严重的错误。但加速死亡的医学实践，几乎总带有一定程度上的不安和焦虑。

我极其敬慕罗伯特·A.伯特，他是耶鲁法学院的教授，对临终生命医学实践一直都很感兴趣，他还曾经鲜明地描绘了围绕死亡的一种潜在的不道德行为。他从亚当和夏娃的故事开始，引用了一大堆例子来支持他的假设，即在我们西方的文化传统中，死亡不仅仅被视为一个可怕的事件，而且还被看作是内在羞耻的，甚至不道德的。他指出，人类的第一宗罪导致了死亡的必然性——亚当和夏娃因不服从上帝禁止他们吃智慧树上的果实而受罚，被逐出伊甸园，失去了永生。罗伯特推测道，在医师之中，负罪感得到强化，他们直接参与带来死亡或死亡发生的过程。即便我觉得我的角色完全正当，对此充满自信，但也感受到了某种程度的悲痛和内疚。那可能确实算一件好事。

乔安妮·林恩医生是姑息医学领域最受人尊敬的权威之一，也是该领域最有争议的研究调查"支持"（SUPPORT）的主要调查员。除此之外，该研究记录下美国人想要如何死去（在家里，争吵最小化）和他们很多人的生命实际上如何结束（在住院期间，在多重干预下）。在威斯康星州的麦迪逊市一场会议上，我听到乔安妮发表讲话，她当时对听众说道："对我们做的事感到不安是可以的，我们关于病人所达成的临床决定应该让我们感觉不舒服，这些决定永远不该成为常规，或者让人舒服——因为如果相反，那么我们就真的陷入了麻烦。"

当涉及这些情况，在罗斯玛丽·多尔蒂最后一次住院期间，埃米和金她们做的决定是否过于自满了？坦率地说，我认为答案是否定的，但对她们而言不幸的是，她们的案子被证明在大量无意识的、未曾料到的方面起到了作用，最终显示出，尽管在高知名度的医学期刊文章和法律信念上争论已白热化，但是关于这些微妙的议题，需要我们为达成共识付出现实的代价。

第十三章　市中心

在州警察造访埃米·格利森家期间，两名警察仍然坚持想要在他们的办公室里继续讯问。埃米并不想离开她舒适的家，但是她天生就爱帮助人，她也找不到可以拒绝其要求的理由。

"那时，我吓得要死，"她说，"自然，我易怒的心突然爆发了。因此，我叫他们等会儿，我跑去了卫生间，他们哼了哼鼻子，说'我们真的必须去市中心。'

"那时，我再次变得不舒服。因此，我待在卫生间里，留他们在我的厨房里，我那时想：天啊，我现在打算做什么呢？因此，我走了出去，只听见他们重复着他们的咒语：'我们真的必须去市中心。'

"我问道，'我就不能先洗个澡吗？'我知道这样说很荒唐，他们立即回复道，'不，你不能洗澡。你得来市中心。'

"事实上我已经泪眼婆娑了，开始解释起来：'我刚刚结束医院里十二小时的轮班，彻头彻尾是筋疲力尽了。我的晚饭还在煮呢，我可以吃些什么然后跟你们碰面吗？'他们显然对一个悲伤的故事毫无兴趣。

"我突然意识到，我的丈夫怕是理解不了正在发生些什么，我大声说道：'我的天哪，我准备跟我丈夫说些什么呢？'他们建议我留下一张便笺，上面写'我正在警察局里'。我认为当我丈夫回到家，看到这张便笺，他会心脏病发作，但是我潦草地写了几句，说一切都好，便把便笺留在台子上了。

"我走出房门，跟上那两个大家伙的步伐。他们都穿着军用防水短上衣，尽管他们先前向我展示了他们的警徽，但是跟着有敌意的陌生人走去没注意到的警察巡逻车那里，恐怖到难以置信。他们指着我的车，告诉我跟着他们，然后我们驶向了斯普林菲尔德91号公路，在靠近州警察局的州大道下了车。

"我在一个非法的地方停了车，因为那里正好在他们停车处的后面。我从车里走出来，说道：'我的天哪，我停在了非法的位置上。我能停在这儿吗？'

"他们瞪了我一眼，说道：'你跟我们在一起，那样就是可以。'然而，我当时想的是，我知道什么呢？我脑子里闪现出一个想法，即我会从这个地方出来，然后发现我的车被拖走了。

"我走进了警察局里，里面很是恐怖。那时是晚上八点三十，因此没有其他人四处走动。局里很黑，我们踏入快要散架的电梯，上到二楼还是三楼。我开始想，我正跟这两个块头大到滑稽地步的人在一起，在这个奇怪的建筑物中。我根本不知道正在发生些什么鬼事。

"我坐在一张不舒服的椅子里，一个男人向我提问，另一个在手提式电脑上敲键盘，记下我说的一切。相信我，他从未上过打字课，他不知道如何该死地打字，这件事让我疯狂。

"当然，期间有十四次我必须起身去洗手间。第一次我说道，'我得再去一下卫生间。'这引起了一番争吵。

"那个正在讯问我的警察反驳道，'你刚刚去过了。'

"我说，'排泄物要出来了，不在那儿，就在这儿，你选吧。'

"在两次去卫生间之间，我就坐在那个在打字的家伙正对面——如果你把那叫作打字的话——我问他，'你介意把枪挪一挪吗？'他的手枪从皮套中伸了出来，枪头对着我的脸。这也导致了一场争论。

"他哼哼道，'不要看着它。'

"我说：'那把枪实在让人不快。'说老实话，我无法正对着这把大……不，巨大的武器。跟这两个家伙在一起，我吓得要死。我解释道：'你能把你的枪挪挪吗，因为如果看不见的话，我会感觉好很多。'

"'不'就是他说的全部了，对话就此掐断。

"那时，我开始希望他们都患上肾衰竭。直到今天，我都一直没在医院里见到过他们，他们也从未作为病人指定给我，但我仍然有此希望。在那件事情上，我并不介意地方检察官比尔·贝内特也患上肾衰竭，因为正是比尔·贝内特派他们来询问金和我。"

听金·霍伊的讲述，在罗斯玛丽·多尔蒂死前的那些天，她实在是忙得不可开交。

"罗西的儿子打了好多次电话，我及时告知她当下的状态。"金开口说道，"他知道她拒绝心肺复苏术的情况。我就止痛剂和我如何请求她的医生换掉止痛剂做了些解释。我试着让她自在，还得照顾病房里的其他病人。罗西并不打算在星期六成为拒绝心肺复苏病人——不在我的时间段上，她还没有到那一步。但是，你却可以说，她很快便到了那一步。"

"我把她的臀部清理干净，给她挪挪位置，将枕头搁在她的臂弯下，跟她说话，时间就这么过去了。当事情完毕后，我在轮班中途进来——我爱库尔特·冯内古特——因此，我坐在罗西病床旁一位女士那儿，给她们俩读了个短篇小说。有时在工作期间，我会藏起来，如果你来肾脏科这一层找不到我，就不必麻烦了。我呀，可能在这些关闭的门后读书，读给我的病人听。"

金淘气地笑了，小声道："不要告诉任何人。"然后继续先前的话，"我给她们读库尔特·冯内古特的一则故事，题目叫作《漫漫路直到永远》，那故事真是太浪漫了！女生就喜欢它！罗西和她的室友都很喜欢。我把床头稍稍抬高了些，说'让开点！'我躺在她室友身边，趴在枕头上，开始读那个故事。埃米可能在我读故事后半部分的时候进来了，但一切跟平常一样。

"那就是星期六的情况，我回家了。星期天我回来工作，安排给我的是同样的病人。我收到了那晚的报告。罗西发生了一些变化，她的足部开始有了一些小斑点，发出的噪音更少了些，类似这样的变化。因此，我基本上将工作集中在让她自在舒服上。这个早上真正的问题是她的呼吸频率——她的呼吸频率持续升高到30左右。罗西呼吸不足，你可以清楚看见她肋骨间的肌肉在缩小、张开——她得用尽一切手段来呼吸。这是我给她使用吗啡的原因，与身体疼痛几乎无关，更多是在对付呼吸频率，试着让这些呼吸肌能稍稍休息一下。糟透了。我为她感到难过。

"我也得持续提醒那位一起共事的护士助理（奥尔加），提醒她不要打开氧气机。我必须重复道：'请不要给她打开氧气机。'我走进了罗西的病房，氧气机开着，我关掉了。我就是无法让奥尔加理解氧气机和肺气肿这回事。"

金简短地停顿了下，从桌子那边瞅着我，说话的口气有些警惕："然而片刻之后，我建议我们使用加湿面罩，给她提供点湿度，因为她的呼吸频率太快了。罗西在用嘴呼吸，她整个人正变得干渴，我无法忍受那一点。那真是你从未遭遇过的最坏的事——嘴部干燥，你却无能为力。加湿之后，她看起来自在了点。

"罗西那天去世了。她在星期天去世了。奥尔加走出来，说道，'我认为她已经死了。'我走进病房，查看了罗西的瞳孔，听了她的心率。当我走出病房的时候，内科医师黄医生来查看罗西的情况。我对他说：'您的评估，刚刚转变成了死亡宣告。'"

金和我坐在餐馆后面的一张桌子边，窗户对着一片树林，树木刚抽出绿色的嫩芽。新英格兰地区经历了异样漫长的冬季，这里的景致很受人欢迎。我们专注于故事，并不知晓附近还有铁轨穿过树林，直到那一刻——一辆火车隆隆作响，对话中止，直到火车驶过。

当金继续说话时，她变得心事重重，说话的声音变得刺耳。"那天稍早些，我跟罗西待了一会儿，告诉她她并不孤单。她的儿子迈克尔准备那天晚些时候来看她。但是，我告诉她，她没必要等他。我说的是：'如果你不想让他看到你这样，你不必等他来。他会理解的。如果你想现在就走，你可以这么做，我会跟你在一起。你没必要等待。'"

听到这样的角色互换，我持怀疑态度。我意识到，对安宁病房职工和其他医护人员来说，习惯向濒死的人说这些话，并非不同寻常。可能是我自己缺乏经验，但是，我不确信个体能够控制何时死去。我怀疑说这些话的看护者相信他们是为了病人，然而，那些话却真的是能够安慰人的咒语。我还是不知道跟濒死的个体度过最后几个小时会是什么情形。

金继续说道："奥尔加无意中听到我对她说的这些话，显然她生气了。但我想让罗西知道的是，如果她不想让她儿子看到她那个样子，是可以的，他会坦然接受。如果她想等他，那么他也会坦然接受。

"通常，我会稍稍擦擦病人的额头，我会平静地跟他们谈话。有时候，我会跟他们一起做个短小的祈祷。这取决于那个人，也取决于情形。在其生命最后一天，罗西没有说话，但我觉得，她知道我想说什么。"

说着说着，金安静了一瞬。"罗西去世了，黄医生宣告了病人的死亡。我们走进病房，去做善后事宜。我知道，新兴的方式是把病人就那么放进袋子里。到此为止吧！但我仍必须清洗他们的遗体。直到我死那一天，我都要照顾他们。我会清洗他们的遗体。

"我有自己的习惯。通常，我会打开一台收音机。当我忙活什么时，我会告诉病人，我在做什么。我会跟他们说话。我总会，总会帮忙转移人头，我总会那样！我从不想任何人滑落下去。我告诉职工，当你把病人移到担架上的时候，你必须得小心翼翼。太平间用的担架是金属制作的，如果有人不慎的话，便会激怒我。我确保自己扶住死者的头，因为，如果职工粗心到把死者可怜的头扔在担架上，我就必须得杀了他。"

好几个桌子之外，一群乱哄哄的男女侍者突然出现，然后他们高兴地对着另一位用餐者唱起了生日快乐歌。金无视这一幕，对我重复道："我必须扶住头部，因为如果我听说有头滑落在地，我会变得极度沮丧、愤怒，而且，"她发出了令人生厌的嗓音，"我会被吓坏的。你只不那么做就是了。有时，职工忘了那是个人。那"——她指着我们桌上某个想象的尸体——"是个人。我提醒他们道！"

金解释道，当她做善后事宜时，她总会要求配有一名助手，因为一个人很难移动尸体。她继续说："当我把静脉注射管和其他管子拿出来，排成一排线时，我会给穿刺部位施压，穿刺部位有时会渗出液体，之后，我会裹上纱布。多数职工对此处理方式不同。"她模仿有人快速而粗心地拔出管子那"嗖"的一声。"我不能那么做。我也无法给袋子拉上拉链。我永远无法成为那个把拉链拉过脸部的人。无论是谁，只要是来帮我的，都得干那个活。我就是做不了，就是做不了。

"我处理好了罗西的善后事宜。奥尔加和我都哭了。每一次发生这种事，我都告诉自己，不要哭。我每次都哭。我就是这样一个笨蛋。"

金坐回她的位子上，漫无目的地把盘里的一只虾推过来推过去。"我请奥尔加拉上那袋子的最后一部分，她照做了。"金把想象中的一个拉链拉上，拉到脖颈子，然后盖过头，同时，她发出了很响的拉拉链的噪声。"然后，我们叫来勤杂工，把罗西带到太平间。"

罗斯玛丽·多尔蒂的住院表大约有十英寸厚，它为理解其生命的终结提供了另一扇窗。当然，住院表是用来与同事沟通交流的，也用来记录医疗情形。当我还在学着如何在医院表上写笔记时，我有一个非常聪明且多疑的主管卢·格利克曼医生，他向我灌输了他的信念，即每一个词写下时，就好像病人正在你右肩上看着表格，或者他或她的律师正在你左肩上看着表格。在他的医院病情记录中，他都很详尽地引述病人的话，为的是避免任何可能引来歧义的解读。

病历大体上却不是这样书写，而是简洁地填写事实且不带意见，或者是可能抓住病人独特性的细节。比如，阅读病历，你永远不会知道，一名男病人最棒的时刻是否为他在朝鲜服役时，或者一名女病人是否生产了，并且致力于将其生命献给抚养一个发育迟缓的女儿，抑或当因为持械抢劫入狱时，文身是否会被接受。不足为奇的是，今天的医院记录提供的对病人疾病和并发症的描述满是行话，彻头彻尾干巴巴的。

罗斯玛丽·多尔蒂是一位六十七岁的女士，最后一次入院是入住贝斯代特医疗中心，住院时间六周。在胃肠道出血后，她被送进了救护车。先前的一个半月里，她住在一家康复机构，正从一场机动车事故中康复，在那场事故中，她遭受多重骨折，包括骨盆、肋骨、胸骨骨折。在这之间，她还短暂地住过一次院，修复一处凝结的瘘管——一种特别的神经纤维束，长在患者的手臂内，连接动脉和静脉，能为插入的针提供通道，以方便实施血液透析。而随后，她腹部的背部出血了，导致血液循环出现部分阻塞。最后一次住院，在因为皮肤感染注射了抗生素之后，她感染了艰难梭菌，出现并发症（金关于腹泻成因的说法是正确的）。她还因受损的血管系统患有肠梗阻。

由于长时间的肺气肿和充血性心脏衰竭，她持续遭遇呼吸困难。内窥镜检查显示，她腹部有一处血凝块，但没有明显的出血原因。结肠镜检查确认了梗阻和感染到艰难梭菌。尽管接受了全面的治疗，但她的身体还是每况愈下。她断断续续会变得困惑，没有方向感，持续出现血性腹泻。在充血性心脏衰竭和由肠梗阻带来的进一步的困难出现后，医务人员和病人家属同意停止血液透析，给她吗啡，且用量愈来愈大。

罗斯玛丽·多尔蒂两天后去世了。实习医生的最后便笺总结道："愿她安息。"这打破了医疗术语的怪圈。

住院表最后几页是一份请愿书，标题为"州政府诉约翰·多伊"。这份请愿书声称，地方检察官已经正式要求一份病案的复制品呈送至高等法院大陪审团，审判将在12月20日进行。至于这一请求的基础，州政府解释道："涉及到谋杀的指控……目前有待高等法院作出判决。"

第十四章　更多谋杀指控

直到我从埃米、金和奥尔加那里听说，我才知道，原来医疗护理专业人士可以令人信服地控诉彼此犯有谋杀案，更不用说，他们还能在决定有罪还是无辜方面赢得执法人员的支持。护士和医师不参与警察的拜访。当然，也没有人真的认为他或她可能招致刑事处罚。然而，在过去几年中，我见过美国许许多多医护人士不仅遭受控诉，被人调查，而且还丢掉了饭碗，在有些案子中，某些人还在最终被判无罪前蹲过大牢。在每个案子里，他们的生活都被这些有争论的异议无可挽回地影响了。

沙伦·拉达克就是其中一名被控诉的医护人员。我去犹他州邦蒂富尔的一个小镇拜访她。拉达克准确地将自己描述为一位"有着满头卷发的祖母"，她的金发还明显带有灰色。在我们会面时，她刚刚结束在北卡罗来纳州的咨询工作，看起来已是筋疲力尽。可尽管如此，她还是直率地承认，她是那种藏不住心思的人，这一性格使她陷入了大麻烦。

简短版本的故事如下，拉达克是纽约州奥格登斯堡市一家小医院重症监护室的护理主任，那家医院靠近美加边境。在给一位已经撤去呼吸机的病人使用药物———一名主治医师要求如此——之后，一名护理部负责人正式控诉她实施安乐死。医院便把该起事件报告给州护理委员会和县地方检察官。在详尽的调查之后，地方检察官没有发现任何能控诉她谋杀的根据，但她仍然被医院解雇了。在一场漫长且花费巨大的民事诉讼后，她才得到澄清。

在那位病人死后，沙伦立即对她是否确实实施了安乐死感到苦恼。在发表在一份医学期刊上的有说服力的文章中，沙伦描述了在病人死后她如何立即反思以 E 开头的那个词 [①]：

> 当威利的痛苦结束时……我独自一人，脑子里有各种想法，开始质疑自己。对人们来说，众所周知且很好地记录在案的是，在为濒死的患者提供或者使用止痛剂和镇静剂之后，护士和医师会感觉内疚，那是因为这些药物都有"双重效应"：它们缓解或结束了与死亡有关的症状，同时，它们也能潜在地造成身体状况恶化的迹象——从本质上说就是加速死亡。很多医师在区别使用可能会加速死亡的药物——如果濒死之人打算接受合适的关怀，会要求实施该措施——和旨在加速死亡的药物，即安乐死时，在道德层面上陷入了难题。

在病人死了五年后，沙伦告诉我："那可能会一直是我生命中

---

① 以 E 开头的那个词，指英语的"安乐死"（euthanasia），避讳式说法。

最重要的事件，但我高兴的是，它已经是过去式了，我的朋友和家人都支持我。"

更长版本的故事则由弗兰克·多宾斯基详细叙述，他是谣传中拉达克的受害者之子。弗兰克是个谦逊的中年男人，戴着一副眼镜，留有稀疏的棕色头发。弗兰克的家族是奥格登斯堡最古老也最受人尊敬的家族，他们进入了 2006 年国家公民联盟的全美城市奖的决选。奥格登斯堡的社区中心以弗兰克父亲的名字命名，他除了拥有并且经营当地的百货商店，还扮演了许多公民角色，包括在志愿救援队和商会中服务。弗兰克的母亲威利斯·多宾斯基是长老会坚定的拥护者，还在唱诗班里演唱。她也参加了医院的辅助工作，在礼品店里帮忙，在同一家医疗机构中接生了四个孩子。在她最后一次入院时，多宾斯基夫人七十二岁。

根据弗兰克所言，控诉沙伦给多宾斯基夫人实施安乐死的那名医院管理者"选错了人来挑事"。他解释道："在我母亲生命最后一个晚上到来之前，她已经入院一周或者十天了，医院提供了维持生命的治疗手段。尽管她有医疗委托书请求医院不要使用维持生命的治疗手段，但医院还是用了——但是当她来到了急诊室，那名持有委托书的人并不在她身边，当他们问我母亲，她是否想接受治疗，她的状态相当危险，她说好的。因此，他们给她连上了一台呼吸机。"

"她的身体状况并未得到改善。在好几个场合，她都对我们全家人说，无论发生什么，她都不想连上一台机器活着。我们跟那

166

位医生见了面，对他说：'那么，如果我们撤去维持她生命的设备，会发生什么？'那位医生解释道，可能几个小时的事，她就不告而别了。"

弗兰克和他的家人同意撤去呼吸机，但条件是那位医生要承诺让她自在，确保她没有经历任何痛苦或不适。这看起来是一个直截了当的办法，但现实却证明，这一切更难安排。

"他们拿走了她的呼吸机，"他说，"她呼吸困难，显然非常不适。那晚，我们请求护士增加她止痛剂的药量，他们却回答，'你知道的，如果我们那样做了，我们会杀死她的。我们不能那样做。'"

鉴于医生已经确保会让威利斯死前没有痛苦，家人们没料到会听见护士们说出那些令人不满的话来。到沙伦第二天上午来值班，全家都疯了。沙伦是负责重症监护室的护士，她一来到医院，那一家子就围上了她。

"她仔细地研究了一下，跟那名医生谈论了一番，医生让她增加止痛剂的使用量，确保那位母亲一切都好——她也确实如此，"弗兰克回忆道，"然而，那名医生并没有签署命令。无论如何，沙伦和我们一家待在一起，确保我母亲舒适自在。那天下午，我母亲平静地离开人世。在她死去的那刻，沙伦让我们全都手握着手，围在我母亲床边，唱《奇异恩典》。"

说这话时，弗兰克的声音发生了变化。他对我说："这个女人，就是这些该死的医生和医院负责人说杀了我母亲的那位！婊子养的！"他轻声地哭泣，为说了脏话而向我表示歉意。

"不管怎样，沙伦照顾了我们……她很好地照顾了我母亲。她在我母亲信奉的长老会的唱诗班里，她的声音令人愉悦。沙伦在我母亲的葬礼上唱了歌。

"但显而易见的是，沙伦对发生了什么感到某种不安，还对一位同事提及了什么。一名医院负责人看见了揭露她的机会，发现在这件事中并无医生的用药说明，进而让沙伦停职……（那名负责人）最终解雇了她，之后，还尝试让两个地方检察官控诉沙伦和我们一家，控诉我们共谋杀人。

"地方检察官看了看这件事，问道'动机是什么？'他们没瞧见涉及任何金钱或财产。我母亲去世之际一文不名——只有社保。我们当然也不希望她离开，她的健康状况那样糟，以至于她的身体垮了，病了好些时候。"

"医院方面走的却是强硬路线。沙伦试着跟他们谈谈，但她没有人可以倾诉。我们请来联合委员会来调查这件事。"联合委员会是美国一个独立的非盈利组织，鉴定医疗护理机构和项目是否合格，合格便发放证明。当弗兰克找到他们，委员会正在该医院例行检查。

弗兰克继续说道："我们一家人和客座评审小组开了个会，他们倾听了我们的发言。其中一名评审员之后在外面截住我们，对发生的事泪眼模糊，但并没有对医院采取任何举措。

"在报纸上，没有任何关于这一切的新闻。我们决心让医院明白，我们支持这位护士。我们不相信沙伦对我母亲实施了安乐死。我们发起了针对医院的诉讼。我们说，我们这样做是因为院方对沙伦的所为很不公平，而且还因为他们让我们一家人经受了这种痛苦和伤心。

"该案拖拖拉拉，没有任何协商。鉴于我们在法律体系中并未得到任何理想的效果，我决定把我们的案子呈送民意法庭。《奥格登斯堡日报》与《先进新闻》的编辑支持我们的立场，共同体就此分裂。这一切都与医院发生慢慢的碰撞，直到医院管理层发生了变化。医院负责人与沙伦达成了一致，撤去了对她的诉讼，之后恢复原职。我们起诉医院的唯一理由是支持沙伦，鉴于此，我们也撤去了民事诉讼。我很高兴她又回到那家医院。当几年之后她离开了那个地方，我也并不觉得诧异，我很高兴她能昂首挺胸做人，她没有什么好羞愧的。沙伦是上帝派来的，她是一位了不起的女士。"

罗伯特·韦策尔医生是名精神病医生，他遭遇了不幸——不幸，这是拣动听的话说——被指控杀死了病入膏肓的患者。韦策尔渴望交谈，不仅试着从被指控犯有多起一级谋杀案中恢复精神，还试着从被宣判犯有过失杀人罪中平静过来。他被判处一到十五年有期徒刑，该判决后来被推翻了，可尽管如此，他在那时已服刑六周零一天。之后，他在接受了认罪协商后，在联邦教化所多度过了四个月，那起认罪协商与麻醉药处理的糟糕记录有关——

药物浪费，金·霍伊同样面临着的那个难题。

　　我采访过罗伯特好几次，我第一次跟他说话是在那场梦魇开始的四年之后。他正坐在他妻子的电脑前，没有工作，等着听到他的行医执照是否将被恢复的消息。即便他能够再次行医，他也得面对保险公司设置的障碍，不可能作为一名加盟者（provider），在雇用他的问题上，医疗中心和诊所会慎之又慎，机会渺茫，万一雇用，还得面对潜在的负面宣传问题。他所有的资产都变卖了，为的是付法律费用，他计算的结果是，审判不仅毁掉了他的专业声誉，还花去了他上百万美元。2002 年 3 月，《60 分钟》广播介绍过他，节目叫作《生命的悲伤事实》。韦策尔当时正试着写一本书，还创建了一个精心制作的网站，将他所受的严峻考验细节化。该网站有详细的医疗记录和副本，来自审判、法庭之友、支持者的信件，以及播客和电视广播的脚本。该网站引用了阿尔伯特·史怀哲 ① 的一句话作为总结："对人类来说，疼痛比死亡更糟糕。"

　　罗伯特向我详细讲述了下面的故事："我的案子始于药物浪费。我是一名来得克萨斯州的精神病医生，在犹他州开始医学实践。我的工作之一是在一家新开的头痛诊所里上班。必须承认的是，它对药物浪费没做任何正式的记录——联邦要求做的记录。

_____

① 阿尔伯特·史怀哲（Albert Schweitzer，1875—1965），德国著名神学家，其在生命伦理学著作《敬畏生命》中表达的"敬畏生命"伦理观，在全球范围内有深远影响。1952 年，史怀哲获得诺贝尔和平奖。

当麻醉药剩了些，我们会在病人表里记下药物浪费——但那仍然和正式记录药物浪费不是一回事。后果便是，当这一切被公之于众，我严格说来犯了'通过欺骗持有管制物质罪'，之后更遭到美国缉毒局①、州许可局以及司法部的审查。在我曾经担任老年人精神病护理病房（gerospsychiatric unit）副医疗主任的那家医院里，讯问随后进行，他们找到了一位不满的护士，这个人急不可耐地控告我犯有所谓的罪行。

"回到1995年至1996年，一连串来自数个护理之家的精神错乱者，提及我们这家位于犹他州北部地区的乡村医院，带着兴奋和疑惑寻求帮助。这群病人中，有的人患有急性病症。好几个案例中，我曾和家属讨论，之后决定推迟治愈性治疗方案，开始了姑息医学。这些病人通常都是奄奄一息，不能连贯地与人互动，如果他们痛苦的话，给他们的吗啡量也是适度的。我并非安乐死的倡导者，我说的是五毫克的吗啡，它并不足以杀死某个人——实际上，连只老鼠都杀不死。当然，这些病人没有一位用药过量，没有一个在用了止痛剂后立刻就死了。然而，当调查完成的时候，我还是被指控犯有五桩杀人案。

"媒体将我妖魔化，说我是大肆屠戮者，杀了许多无助的老奶奶，没人有兴趣听真相。如果我被宣判犯有一级谋杀罪，那么，我会面对终身监禁。我这个人太过客气，以至于无法告诉你我对

---

① 美国缉毒局（Drug Enforcement Administration，简称DEA），隶属美国司法部，主要打击美国境内的非法毒品交易和使用。

陪审团制度的真实观点，但是因为半信半疑，他们便判处我犯有过失杀人罪，让我被押进监狱。"

佩里·法恩医生是一名疼痛学家，早先曾经被地方检察官办公室叫过去充当顾问，复审罗伯特·韦策尔的案件档案。佩里总结道，合适的姑息疗法提供给了每一位病人，他建议犹他州不对韦策尔提出刑事指控。他的建议不仅未被采纳，而且对辩护团队来说，也不讨好。佩里告诉我说，在审判的判决阶段，他正在外面度假。只是当他回来并且偶然参加在一位同事家里举办的伦理学研讨会，他才提及了他在调查中扮演的角色——之后，次日早晨，他从一位惊讶、盛怒的辩护律师那里听到这消息。在佩里的顾问行为变得众所周知后，一名法官作出判决，检察官未能提供有力可信的证据。因为那份报告被隐藏了，罗伯特·韦策尔的定罪被推翻；他得以从监狱中释放，同意一场新的审判。尽管检察官主动要求，把对他的控诉减少到五起过失杀人，控告他犯的是轻罪，但是罗伯特拒绝了，他说他宁愿在法庭上面对这些控诉。在第二场审判中，针对他的所有指控都被判无效，他被认为是清白的。

随后，一档《60分钟》节目播出，一开始就是罗伯特当服务员的画面，他擦亮杯子、摆好桌子，这是他当下的工作。该节目以埃德·布拉德利对佩里·法恩提一个问题作为结束："在你看来，这件案子的重要性是什么？"

佩里回答道："一个人被指控谋杀，这个人最好的估计是实践合法形式的医学，如果指控发生在他身上，那么，它会发生在任何医师身上。这无疑传达给医师错误的信息，他们会退却，而因此受苦受难的，是你，是我，是任何我们在乎的人。"

在去盐湖城拜访期间，我有一个采访助理检察官查伦·马隆（她交流起来，纯粹是一个公民，而非其所在办公室的发言人）的机会。马隆坚信至今，控告针对的是一名流氓医生。她和她的同事收集了罗伯特的信息，宣判他傲慢自大到毫无歉意，宣判他的生活方式太过积极活跃（显然是犹他州占据多数的摩门教标准），他命令老年精神错乱者接受肌肉药物注射（这可能令人心烦意乱，但它仍是几乎每一个精神科病房中的标准实践），他还因为面见病人而收取大量（尽管也很寻常）好处，那些病人困惑或头晕，而且交谈的能力降至最低。检察官总结道，他是一名糟糕的医师，他们都同意道，他们永远不想韦策尔治疗他们的任何一个亲人。尽管显然没有控诉谋杀的根据，但不奇怪的是，调查员会大力（在该起案子中，可以说是过度积极地）追踪某个在他们看来，在很多方面都表现出冷漠无情、麻木不仁的人。

由于韦策尔案，犹他州地方检察官办公室从此再没有控告其他任何医师，而我的印象是，在大量负面宣传之后，他们最近不可能这般行动。他们领会到，查明医护人员犯有刑事行为的标准，远比那些民事诉讼或渎职事件中的标准严格得多。简单说来，涉及拒绝提供或撤去医学治疗或者药物"双重效应"的案子充满复杂性，可能抗拒被置于超越刑事审判理性怀疑的标准。犹他州地方检察官现已被法律强迫，要在进入审判之前，寻求医学专家的建议。根据韦策尔案，该州医学协会发布了下列声明：

犹他州医学协会反对医疗护理业的犯罪化，视刑事法庭上对医师发起的无根据的控诉、对医师的职业判断和医学的实践质量发起的刑事审判为对犹他州病人护理行业的严重威胁，也视它们为医学专业上的不合理的负担。尽管大家公认的是，必须保卫公众免受刑事行为所害，我们却并不认为，可以公平且有见识地给出专业的医疗评估，尤其面对的是刑事法庭的外行陪审团，就像州政府诉沃登案[1]那样，专业评估医疗能力在区别医学的无能和刑事过失行为的问题上，很有必要。

最后，我们相信，当一名医学专家劝告了一位检察官撤销刑事控诉，这使检察官理所当然地应重新考虑其立场，寻求犹他州医学协会、医师执照委员会以及其他定期建立的制度化的医学同仁专家组的意见。犹他州的医师和他们的病人都无法偿付这种司法尴尬。对所有犹他州的公民而言，这是对好的病人护理的严重威胁。

---

[1] 州政府诉沃登案，指犹他州检察官与戴维·R.沃登之间的官司。1986 年 12 月，沃登为一名 18 岁的女性接生，该女性生下了一名男孩。沃登知道孩子是个早产儿，表现出呼吸窘迫综合征的症状，该病可能导致婴儿死亡，但沃登并未告知该女生及其家属，只是告诉女孩母亲该如何照顾婴儿。当晚，孩子情况迅速恶化，次日被送到医院时宣布死亡。不久，沃登被告上法庭。1988 年 2 月 22 日，沃登被评审团判定犯有过失杀人罪。1989 年，犹他州上诉法院推翻了一审判决。1991 年，该案提交给犹他州高等法院审理，最后，沃登被判无罪。

与此同时，罗伯特仍然挣扎着继续他的生活。当我在一年之后重新联系上他时，罗伯特已经搬去了另一个地方，他在那里仍没有行医执照，现在被一名有同情心的医师雇用，充当他的业务经理。他正在与保险公司谈论制定和提供一些政策，那些政策不仅仅能涵盖治疗不当，还有无意间产生于医疗护理的刑事诉讼的花费。他希望，一个新的事业能从他先前瓦解的职业中创造出来。

在那过去一年后，我收到一封来自罗伯特的绝望电邮。那个保险的主意并没有成功，他之后找了个卖给急诊室电子记录软件的活计，但刚刚被炒了。一名来自犹他州的医师显然听说了他的新工作，打电话给那家公司，要求他们对这位"被定罪的谋杀犯"采取行动。尽管罗伯特最初已整个将他与法律打交道的痛史告诉了那家公司，但当他们意识到，他可能成为搞好公共关系的妨碍时，那份历史便什么也算不上。他本来满怀希望，认为那份工作能帮助妻子和他走出债务，积累日后生活的银行储蓄，好让他有时间学习——必须通过考试，他才能重新获得行医执照。无论你管这叫第二十二条军规，还是称其为一种特别糟糕的不稳定状态都要承认，自从导致其被控诉的病人之死后，已经过去了十年，而且，他与谋杀指控纠缠不清的过去仍持续地阴魂不散，萦绕在他心头。

佩里·法恩医生出现在罗伯特·韦策尔案里，也出现在《60分钟》电视节目中，他是犹他州大学医学院的教授，一位拥有疼痛管理方面高级研究员身份的麻醉师，盐湖城当地一家安宁病房的前医学主任，现在是维斯塔安宁疗护公司医学主任、董事会成员。除了罗伯特·韦策尔的案子，他还在 2003 年的新罕布什尔州诉约翰·巴杰特案中作为一名辩护方的专家证人出庭作证。

约翰·巴杰特是一名 25 岁的护士，他为两位年长的病入膏肓的女士使用了吗啡、呋喃苯胺酸（一种利尿剂）和其他药物，两位女士住在护理之家中。之后，他被一位同事——一名有执照的护士控告犯有谋杀罪。她向有关部门报警，甚至安排了手机窃听，好让州警察调查员记录下她和不知情的巴杰特的对话。

根据佩里所言："在我看来，约翰·巴杰特对待病人颇为热心。（他）在提供姑息医学干预，以减轻死亡的重负，防止病人过度受苦。第一个案子涉及一名晚期肝癌病人，这位病人的身体状况要求不断加大麻醉药的用量，唯一明显的错误是，护士通过静脉注射给病人用药，而非皮下注射。但就连该州的专家都说，他也会以同样的方式对待那位病人。第二起案子则涉及一名出现爆发性（逐步的）心脏衰竭、由于肺水肿（肺里有流体）因而呼吸严重困难（呼吸不足）的女士。巴杰特遵循了医生的命令，可尽管实施了治疗，病人还是在一小时后死去了。2003 年 2 月，希尔斯伯勒县的高等法院陪审团商讨了足足八天，宣判关于他的八项指控无效，包括两起二级谋杀指控。陪审团在其他四项指控上则僵持不下。"

2003 年 11 月，作为认罪协商的一部分，巴杰特承认他有罪，罪名是没有医生的命令擅自使用吗啡。他被判处两个连续的十二个月监禁，缓期执行，而他放弃了自己的护理执照。

我问佩里为何某些案子被提起诉讼，对医疗护理从业者造成了重大伤害，然而其他的却没有争议，他对此有何看法。他深思熟虑了一番，说道："上了法庭的案子当中，公分母是一个未曾充分融入共同体的从业者。"他之后提及了纳撒尼尔·霍桑的小说《红字》，写的是一个因为公众羞辱而落单的通奸女人。

"约翰·巴杰特，"他告诉我道，"是一名男性，而他从事的护士行业，女性占大多数。他喜欢夸夸其谈。约翰·巴杰特在军队中是个军医，身材矮小，却喜欢掌控事物，他给人的印象是狂妄自大。我听说他是那种毫不犹豫地告诉别人他对你们错的家伙。根据当地新闻媒体报道，当他还是一名急救医务人员的时候便遭遇了如此之多的严重情况，以至于他给自己取了个绰号叫'死亡天使'（克里斯滕·吉尔伯特也被授予同一绰号），报纸用那绰号大做文章。

"无独有偶，罗伯特·韦策尔是一名来自得克萨斯州的医师，他也从未真正融入犹他州的医疗机构。他来到了一个新的社区，和很多女人约会，被视为一个爱出席聚会的人。在医疗实践中，他有时会走到边缘——比方说，用鸦片类药物（麻醉药）来治疗头痛。像巴杰特和韦策尔那样的人是局外人。"

佩里·法恩的"局外人"理论令人信服，在上述两起案子中看起来也说得通，但埃米和金、沙伦·拉达克的故事却不支持他的理论。在这些女士中，每个在她们的医院里都为人喜爱，每个都因为无惧代表病人提倡姑息医学而受到高度尊重。比方说，沙伦显然在她所在的小镇里受人喜爱——当地的报纸社论完全支持她的立场，丧亲的家人甚至起诉了医疗中心，作为帮她恢复原职的筹码。尽管毫无疑问的是，某些被控诉的医务人员可能接近于满足法恩在当地标准之外的描述，或者如何偶尔依靠标新立异的技巧，最终这一假设不公地归咎于受害者，而且对解释埃米和金何以发现她们自己卷入了相似情境毫无帮助。

浏览了更多的案子后，我却认为，被控诉的医疗从业者仅仅是不走运。无疑，任何治疗病入膏肓病人的人都可能发现他们自己成为指控和法律诉讼的对象，很多因素的共同作用导致提起诉讼。在调查这个议题时我发现，被控诉的医疗从业者，最低等级的是照顾濒死患者的新手，最高等级的是姑息治疗运动的领导者。控诉可能发生在中西部地区的偏远小村庄，也可能发生在世界著名的城市教学医院。原告可能是原则性强的人，或者是一个不满者。地方检察官可能会，或者可能不会严格坚持个人道德信仰或者宗教信仰。某些执法部门的官员可能会期待起诉，因而可能欢迎一个预计将备受瞩目的案子。当医学团体正对付一场灾难时，控诉可能会同时发生，比如卡特里娜飓风影响到对重症患者关怀的供应，抑或控诉可能由对一位医疗护理从业者的最新发现引发，那位从业者真的犯下了刑事行为，比如克里斯滕·吉尔伯特。

一旦原告出现，警察或地方检察官的办公室便开始调查，终止调查将会变得极其困难。职业和政治声誉危在旦夕，案子通常毫不费力地变得有条不紊。招募证人并不难，因为当他们被调查人员带走，其他同事有理由达成协议，或者是家属，他们在随后的民事诉讼中会赢得大笔金钱。相当重要（不必提及担忧）的是，现实情况为一旦该诉讼程序开始了，实际上没有临床医师可以期待他或她所有的行为都能被仔细检查，之后让其完全免责。因此，医疗专业人士卷入案情的风险是很高的，高到令人难以置信，因为正如罗伯特·韦策尔所证明的，这些事件会毁掉医生的事业，也将沉重地打击到他们的生活。

当然，有一部分困难是，几乎每个医疗护理从业者都有一些不正确的行为，或者在他们的职业生涯中对疾病过程有一些误解。然而，在医疗事故或刑事司法中，问责制很大程度上是为了阻止被告承认自己犯了错误。该体系迫使医务人员采取立场，宣布他们是完全无辜或完全有罪的，当然，这两种情况都不太可能确定。这种情况下，公众对复杂的基于价值的问题感到困惑，这些问题是所有患者在服用止痛药后死亡或撤销维持生命手段后死亡的核心问题。

迈克·杰曼医生是一名肾病学家，我长期研究的合作者，在金和埃米为何会被控诉的问题上，他有自己的看法，尽管她们并不满足佩里·法恩对"局外人"的定义。"确切来说，这两名护士都不是佩里·法恩所谓的'局外人'，但她们俩都是坦率的人，毫不犹豫地站出来说话，不管他人的胡言乱语。我认为，这个国家太害怕死亡，就我们对死亡的焦虑来说，这些无畏的女性共同成为了一道避雷针，金和埃米敢继续不惧地工作——不像那些担忧制造纠纷或害怕与众不同的多数人——而那却不幸地导致她们成为这一荒唐调查的对象。"

在罗伯特·韦策尔医生定罪入狱之后，美国内外科医师协会代表他发布了一份法庭之友简报。该全国性组织创建于1943年，致力于保护民间医学实践，它由全部专家中数以千计的医师组成。他们在罗伯特案中的简报值得引用。该简报开篇写道：

> 由于医师减少病人的苦痛而对其进行控诉，若没有压倒性的能证明已犯罪的证据，将会确立可怕的先例。很多病人在将死之时饱受痛苦。相应地，尽管他们服用了减少痛苦的处方药，他们还是频繁地死去。在有些案子中，减少痛苦的处方药甚至可能在无意间加速了死亡。这仅仅是难以避免的，没有指控的基础。

美国内外科医师协会列出了一份名单，上面有十二位医师，据称他们通过使用麻醉药或实施相关措施伤害到病人。某些医师的案子已被审判，其他医师的案子则仍在法律体系下悬而未决。这份被控诉医师的清单不包括任何医疗护理的从业人员，他们可能已经遭到医院的伦理委员会、授权董事会，或者其他与刑事犯罪无关的团体的调查。

劳埃德·斯坦利·纳拉莫尔医师在那份名单应得一个席位，因为他的案子是其中最恶劣的案件之一。堪萨斯律师办公室对他发起了两项指控，大体上是说他对一位名叫露丝·利奇的病人谋杀未遂，并且预谋对另一位病人克里斯·威尔特实施一级谋杀。两起控诉的起因是 1992 年 8 月纳拉莫尔为利奇使用了麻醉药和其他药物，也撤去了维持威尔特生命的医疗手段。

根据斯坦利·纳拉莫尔所言，露丝·利奇夫人是一位七十八岁的女士，因患有晚期乳腺癌住院治疗，那时，癌细胞已经扩散至她的肺部、骨骼和大脑。斯坦利和利奇的家人坐在医院的附属教堂里，向他们解释临床评估，阐明用鸦片类药物治疗她的痛苦有何好处，有何弊端。在家人的同意和支持下，斯坦利告诉我说，他回来了，使用了一些麻醉药。当利奇的呼吸减慢，变得不规律时，她的儿子突然表达了她当时正被实施安乐死的担忧。医院一名负责人走近她儿子，暗示道，斯坦利医生试图以过量用药杀死他的母亲时，利奇儿子的担忧便被放大了。病人被转入另一家社区医院，三天后，她在那里死去。

克里斯·威尔特先生是一位八十一岁的糖尿病患者，安装了起搏器，有高血压、肾脏疾病，以及肺病，他拒绝继续使用心脏药物。他在当地一家便利店内失去了意识，数天后被送进医院。急救人员记录下了他不规律的心跳，异常的呼吸情况。威尔特不能说话，被诊断出患有严重的中风。好几个小时内，斯坦利和数个医疗专家对他做手控通气——一个相当耗费体力的过程——因为圣方济各医疗机构规模很小，缺少呼吸机。斯坦利判定道，持续治疗是无用的，他咨询了另一名当地的医师，后者给出了同样的结论。供氧的努力被叫停了，威尔特在八分钟后离世。

斯坦利坚持认为，他的决定部分基于在两位病人紧急住院之前，他和病人间冗长的谈话。被捕的斯坦利由于付不起五十万美元的保释金，在随后的十八个月中都被关押在狱，等待审判。斯坦利最初由一名公设辩护人代表，后来，一位朋友走上前来，为斯坦利辩护，而且他们能够获得一名有奉献精神但经验不足的刚从法学院毕业的律师的服务。陪审团维持两起案件的判决：第一起案件是谋杀未遂，第二起案件是有预谋的恶劣的二级谋杀。斯坦利因而同时被判处五到二十年的有期徒刑。一部关于该案的纪录片在 A&E 有线电视网络上播放，令人不寒而栗。在该纪录片中，一名陪审员解释了他为何判斯坦利有罪，他说因为他不喜欢这位医生的人格，所以不想他继续从事医学实践。

当法庭宣读判决时，斯坦利八岁的女儿大声尖叫起来，直到回到监狱，他才记得些事。他目瞪口呆地发现，自己正身处最高安全级别的监狱，他不愿意给他的家庭带来任何额外的伤害，他告诉妻子不要再来看他，他从来就没有爱过她。当向我描述他是如何迅速签署离婚协议、试图接受他可能终身在监狱中度过这一现实的时候，斯坦利哭了。一文不名如他，正在服合并刑期，没有任何特赦的希望。

在他的梦魇开始前，斯坦利从未与法律纠缠过。他很乐意有机会在堪萨斯缺医少药的乡村社区工作，那里最近的医院在两小时里程外。如若发生紧急情况，他会把病人抬到他那架私人飞机上，把他们带到具有更好的资源的地方。他喜欢他的医疗实践，钦佩他的邻居，但生活在一个保守的天主教小镇的他和他妻子却是卫理公会教徒，他们被视为陌生人。根据为《堪萨斯城市之星报》撰文的医学作家所言，"他并不很遵循友善和行为谦虚的行为准则……（他）玩小矮马、酗酒、抽烟，开他那辆闪光的红色宝马，开得飞快。"

1998 年，堪萨斯州上诉法院复审了该案，否决了纳拉莫尔的两项罪名。上诉法院也采取了相当不寻常的措施，作出了无罪释放的判决。这意味着，即使有适当的陪审团法律指示，也没有再审；无论他们是否想要那样做，堪萨斯州都不能继续控诉他犯有这些罪名。

法官对斯坦利被定为有罪深感愤慨，他们写道：

该案把刑事责任的可能性加到针对病入膏肓的患者的医疗护理这一复杂议题上……证明一位医师因提供医学治疗有刑事犯罪这一责任，远远高于察觉到医疗不当或者加强医疗职业纪律……

所有三份法庭之友简报都承认，当一名医师的行为明显鲁莽大意，或者故意嗜杀成性，认为其应负刑事责任可属适当。然而，简报指出，如果刑事责任可以单独基于医学界部分人士的意见，而这些意见又受到了相反的权威医学界共识的挑战，那么，我们便把医疗不当，甚至是医疗不当的可能性给犯罪化了，（纳拉莫尔医生）案件便是这方面一个很好的例子。没有直接的犯罪意图的证据，通过这样显然客观的医学专家的队列，出庭作证，极其令人不安，这些医学专家发现被告不仅没有犯罪，而且其行为在医学上是合适的，可以被认为是"难以置信的"，但甚至都不能产生合理的怀疑。

许多年后，斯坦利的前妻——他为我描绘出来的她，是"一个来自威斯康星州的美丽年轻女孩"——坐在一家多放映厅影剧院里，身边是他们成年的女儿，他们一起看了电影《飓风》中的丹泽尔·华盛顿。故事的主角——一位被误判蹲了大牢的拳击手，在妻子面前极其痛苦地虚张声势，说他不爱她，她应当起诉离婚。这一幕对斯坦利的前妻来说算是个启示，她的眼泪夺眶而出，她转向她的女儿，大声说道："你父亲真的在乎我！"

在黑幽幽的影院里，女儿回望着她哭泣的母亲，回答道："好。"

第十五章 世界范围内的安乐死

大多数外行人，当然，还有大多数执法人员，都相信鸦片类药物通常能够杀死人。上述导致谋杀指控的死亡，被归咎于使用这些药物。尽管公众可能认为，麻醉性止痛剂或者过量海洛因是致命的，但它们主要让人们睡着或者使他们镇静下来，死亡几乎不会随之而来——尤其当人们认为，瘾君子能一天多次注射这些物质。在鸦片类药物过量使用之后发生的摇滚明星和名人死亡事件，总与额外的药物有关，他们的死亡通常紧随着意外的呕吐和吸入。姑息治疗从业者轻视了鸦片类药物的致命性。

相反，姑息医学医师通常会将鸦片类药物视为提供解脱的药物——从呼吸窘迫的疼痛中解脱，他们指出，研究数据表明麻醉药真的会增加存活的机会。姑息医学从业者则强调，已经使用吗啡或其衍生物的病人，很快就能形成耐药性，抵消掉更大剂量药物的负面效应，在这些例子中，暗示大剂量的鸦片类药物是致命的，这一说法实属牵强附会。正如罗布·容基埃医生告诉我的："吗啡是一种很好的止痛药，但也许是最糟糕的结束生命的方式。"

这一观点很重要，因为它与公众对安乐死的想象形成对立，在公众的想象中，安乐死需要有人给另一个人注射类鸦片类药物，将其杀死。即使将麻醉药物是致命的这一错误想法抛在一边，多数美国律师和生命伦理学家也不会将先前描述的案子或者金和埃米对罗斯玛丽·多尔蒂的治疗视为安乐死。在今天的美国，撤去维持生命的治疗手段（比如停止透析）和使用止痛剂（比如吗啡），在症状管理方面既合法又符合伦理。其他大量的医学实践，比如停止人工营养或停止使用缓和镇静疗法，一般也被接受了，但需要承认的是，它们在某种程度上是有争议的。

"缓和镇静疗法"（也叫"临终镇静"）对多数人来说可能是个不熟悉的术语，它需要更详尽的描述。在缓和镇静疗法（相对少见）中，医疗护理专业人员通过使用药物，让那些因疼痛、呼吸不足、恶心和呕吐，以至于不能忍受有意识经受这一切的病人进入昏迷状态。根据一份广受好评的研究，5%至35%的临终病人在生命最后一周会有难治性症状，这些病人中，会有一小部分人可能最终得接受持续性注射咪达唑仑，直到死去（通常是在好几天之后）。为了避免留下使用咪达唑仑杀人的表象，药物的使用比率会定期减少，好让病人醒过来，看看他或她是否仍然痛苦。

这一程序在美国毫无疑问是合法的，而且，认为使人能够进入自在睡眠的镇静疗法完全是可允许的这一观点越来越成为国家共识。缓和镇静疗法通常并不被视为安乐死，而当两位最受尊重的姑息医学权威在几年后天真地在一份期刊文章将其称为"慢性安乐死"时，他们意外地引发了小范围的讨论热潮。多数美国生命伦理学家一致同意，镇静疗法只不过是另外一种提供临终关怀的可接受的技术。根据美国医学协会在2008年6月的年会上采纳的一项新政策，没有证据表明镇静疗法加速了死亡过程，并且当"通过其他所有姑息治疗方法，包括特定症状的治疗方法，都不能减弱这些症状时"，医师有义务提供缓和镇静疗法。可不幸的是，这份报告发布得太迟，不能制止著名的姑息医学医师保罗·鲁索遭人调查。

鲁索是老年医学和延续护理部门的副主任，也是亚利桑那州凤凰城退伍军人医疗中心的姑息医学主任。鲁索身高六英尺，是个细长的越野健将，他的胡子修剪得很整齐，长头发披到肩上，中分；用他自己的描述就是，他看起来"从未离开过1960年代"。退伍军人管理局可能运营不少医疗机构，这些机构对政治压力、怀疑和控诉都特别敏感：保罗并非我在那组织中采访的唯一一名医师，但是，对医院与政府间的紧密联系，多数退伍军人医疗中心的医师都高度敏感，就他们的经历公开表明观点的问题上，他们也都犹豫不决。

一场关于他提供了缓和镇静疗法的调查成为了鲁索的职业梦魇。从2003年2月到同年12月，他的临床表现受到检察长办公室的正式检查。在那段日子里，他觉得孤立无援，被人有意避开。他向蒂莫西·奎尔医生求助，奎尔医生先前发表过一篇感人但具煽动意味的关于协助死亡的文章，挑战过医疗机构。蒂莫西规劝保罗要保持冷静，他从个人的经验出发，说道："我希望有魔咒来帮助你度过这一切，但是没有。你只需相信你的心，相信你正在做的事，一天一天熬过去。"

保罗发觉，他只能做到某种程度的冷静。一次，在和临床伦理学全国中心成员举行电话会议期间，他大声嚷道："你们这些家伙，可能无法完全赞同我正在做的事……现在你们身体健康时，可以坐在那里，一切都进展顺利，但是，你们根本就不知道以后会遭受什么。你们可以批评我，然而，我可以向你确保的是，当你的大限到来时，你会希望有像我这样的人在你床边。"

在他受到严峻考验期间，保罗被告知他面对的为刑事指控，还丢掉了工作，同样遭受严峻考验的，还有一位因私卷入调查的退伍军人事务部副部长。他回忆起自己被同行反复比作杰克·凯沃尔基安医生——他厌恶这一描述。"言外之意，"他解释道，"是说我是个杀人犯。我没有杀人，我没有实施安乐死，我在缓解病人的痛苦，我的目的完全是缓解痛苦。为了达到这个目的，我经历了整个过程：我和护士交谈，我得到了知情同意书，几乎每一位病人都进行了精神鉴定，实际上，每一位病人都向医院的伦理委员会做了咨询。缓和镇静疗法并不是我能轻易拿走的某样东西。"

在调查过程结束后，保罗仍然沮丧失望，感到筋疲力尽。"即便现在我已经被澄清了安乐死指控，"他评论道，"我还是会遭到严格调查。在这里从事医疗实践十九年后，我意识到我必须离开退伍军人医院。说老实话，我不想离开凤凰城，不想离开这家特别的医疗中心，离开这振奋人心的环境。"当我跟上他的话，稍后跟他交谈时，我得知保罗事实上离开了，正在寻找一家更通情达理、也更宽容的医疗机构。

美国生命伦理学家在医师协助自杀是否跨过了理论的界线上，存在很多争论，但是，多数都赞同积极安乐死——使用一种致命物质，诸如氯化钾或一氧化碳——跨过了界线。围绕着临终关怀的所有议题，可能没有比杰克·凯沃尔基更富争议的人了。任何关于协助自杀或积极安乐死的讨论，总会使讨论者两极分化，但提及凯沃尔基安那寻求宣传的行为和狂热的运动，会使讨论进一步白热化。当这个话题出现时，我已经目睹姑息医学领域某些最周到、也最稳重的人立即回归传统做法，彼此争吵，粗鲁地打断对方。

鲜为人知的是，凯沃尔基安会例行公事地录下他病人的采访视频。这些录像的选集已经在电视上播放了，而在这些录像中，他给人的印象是既迷人又可憎。我自己的感受很难调和——我钦慕他的自信，但从不希望与之结交。对许多人而言，凯沃尔基安是位民间英雄，谷歌上随便一搜，就能找到数以百计个相关网站，包括大量受到凯沃尔基安启发的卡通，甚至有一个音乐团体叫"凯沃尔基安医生与自杀机器"。没有比阿尔·帕西诺更令人敬畏的明星了，他在巴瑞·莱文森的电影《死亡医生》里扮演了主角，这部电影就是关于凯沃尔基安医生的。凯沃尔基安也是金最喜欢的作家——库尔特·冯内古特发表的一本小书中的主人公，书名为

《上帝保佑你，凯沃尔基安医生》①。

几年后，2007年，一名退休的病理学"死亡医生"，住进了密歇根州监狱中的一间牢房。他被禁止跟媒体交谈，由于对托马斯·尤克犯下二级谋杀罪，他当时正在服十一到二十年的有期徒刑。凯沃尔基安合用三种药物给尤克——一位来自密歇根州，患有肌萎缩性脊髓侧索硬化症（卢·格里克症）的五十二岁会计注射。

凯沃尔基安本打算将他和尤克最后一次见面的录像在美国哥伦比亚广播公司的电视节目《60分钟》中播出。随着他在审判之后服刑，杰西卡·库珀法官说："你先前胆敢在国家级电视台出现，向世界展示你做了什么，法律系统哪敢阻止你啊。好吧，先生，你已经被阻止了。"

尤克之死标志着凯沃尔基安第五次被检方起诉，而且这是他第一次被指控一级谋杀。先前三次陪审团的判决是，起诉他协助自杀不成立，在第四起案子中，他被指控治疗不当，该控告也被驳回。顺便提一句，医师协助自杀的倡导者喜好用短语"协助死亡"替代"自杀"这一在情感上引发记忆且带有贬义的词语。与他通常为人们提供一套设备，让他们可以自己将致命物质注入体内的做法不同，凯沃尔基安记录下了他自己给尤克注射的场景——显然是越过界线且实施积极安乐死的行为。由于凯沃尔基安解雇了律师，并且他坚持充当自己的律师，因此使问题进一步恶化。

---

① 此书简体中文版《上帝保佑你，死亡医生》已由河南大学出版社出版。

190

凯沃尔基安所谓的受害者的家庭总是他最大的支持者，他们的证词在凯沃尔基安被宣判无罪中起到重要作用。然而，由于缺少有效的法律知识应对控方的反驳，凯沃尔基安未能让尤克的遗孀在他的审判中作证。她后来告诉记者，如果有机会向陪审团讲话，她将会赞扬凯沃尔基安，并且解释道，他大方地实现了她病入膏肓的丈夫的愿望。凯沃尔基安被判有罪之后，尤克的遗孀和她的兄弟加入了凯沃尔基安和其他支持者，在一个朋友家里郁闷地享用了一顿晚餐。

与这些家庭形成对比的是，因涉及大约多达130起死亡案例，医疗机构大多反对且辱骂凯沃尔基安的医学实践。美国医学协会的一位发言人曾声称："通过侵入医患关系来掩饰他的活动，杰克·凯沃尔基安腐坏了关怀和献身医师的观念，而且削弱了公众对医学职业的信任。"

公众并不完全赞同。《60分钟》在节目播出后，立即进行了一次调查，结果显示，在密歇根州的受访者中，49%的人认为凯沃尔基安医生对尤克采取的行为是正当的，41%的人认为他的行为是不当的，还有10%的人意见不明；美国有线电视新闻网在判决后进行过一项调查，结果发现，接近七万两千名网上调查受访者中，67%的人觉得判决太过严厉。保释的条件是他不得再参与任何死亡过程，凯沃尔基安现被限制巡回演讲，偶尔出现在大学校园和电视节目中。那部关于他的传记电影，使他再次成为焦点。

然而，积极安乐死——诸如凯沃尔基安对尤克所为——包括直接的行动，比方说给病人进行致命注射结束其生命，术语"消极安乐死"被用来描述通过不作为而非犯罪结束生命。我最初并不欣赏他们那样，尤其是从国际视野看，撤去治疗手段这一实践——在较小的程度上保留治疗——被很多权威归在消极安乐死一类。美国人对撤去和拒绝给予治疗手段——强调关怀提供者的动机是减轻痛苦，而非延长死亡过程——导向一边的积极态度，在世界范围内被"安乐死"一词的使用给掩盖了。这个以"E"开头的词汇——无论是否被"积极"和"消极"两词更改——带着强大的负面情绪，会导致很多人有夸大或过激的反应。

美国在该议题上持有的伦理和法律态度，影响了北美洲、大部分西欧、东欧的局部、澳大利亚和新西兰。在这些地区，人们赞同这一观点，即如果一个病患注定是"无法拯救的"，该患者及其代理人选择结束延长生命的治疗手段，那么，医生将发布不进行心肺复苏的命令，除去呼吸机，停用控制血压的血管加压药，而且会终止各种各样的人工营养与水合作用。

不过，世界上也有其他地区，在这样的问题上持有不同的观点。比如亚洲的案例，因为亚洲国家数目甚多，且它们都似乎在临终关怀的问题上发展出高度个人化的方法，归纳起来颇为困难。比方说，日本国内医师的社会地位出现下降的情况，而且，对服务型社会来说，医学处在变得愈发类似的过程中。相应地，日本的病患及其家人被视为处在一个相对提高的位置上，因此，他们可以命令甚至宣告治疗无效。在日本、中国和其他亚洲国家，在文化上很重视肢体语言，而非直接的口头交流。语言被看作是强而有力的，对医生们而言，直接同病人交流糟糕的诊断，参与一场意义深刻的临终关怀偏好讨论是非同寻常的。因为死亡不是被直接承认的，在亚洲病患、家属和医疗护理专业人士间的讨论很少见，这可能有效地阻碍做出经双方同意的临终关怀决定——西方姑息医学中的理想做法。

最近一份来自土耳其——一个连接亚洲和欧洲的国家——的报告强调了交流的复杂性。研究发现，在收集到的土耳其护士的样本中，90%的人想告知病人他们的医疗情况，三分之一的病人不想被告知正确的诊断。当土耳其病人表达了想得知其医疗情况的渴望时，他们喜欢在有家属在场时交流，他们也明确表示，当医生在传达任何可怕的发现和建议时，希望他们能有一张笑脸。

在以色列，正如在世界上很多国家，世俗的自由主义者和宗教民族主义者之间存在着显而易见且持久的冲突，进而影响到医学实践。以色列医学——受到正统派犹太教很大影响，遵循着希波克拉底的反堕胎传统——并未跟随美国和英国的步伐，戏剧性地降低终止治疗的门槛。一份对以色列重症监护室的调查显示，他们重症监护室里的职工只拒绝给予维持生命的医疗手段，而不会撤去这些。换句话说，医师可以从一开始不进行维持生命的治疗，可一旦治疗开始，那么，直到病人康复或死亡才能停止。尽管也有些特例，以色列的医学实践要求，即便是在使人病入膏肓的疾病被清楚定义的语境下，延长生命也是被要求的；然而，不作为的举措，诸如拒绝给予治疗手段，被拉比解读成对死亡过程的消极性不干预，而且是允许的，正如其他可以采取的减少痛苦的措施。

2005 年 12 月，在五年激烈的协商之后，以色列颁布了一部新的法律——《病人临终法案》（也被译为《濒死病人法案》）。该法案相当不同于我们美国颁布的法案，而且它代表着一种由世俗主义者和宗教保守分子经详细讨论得出的共识，或者更准确地说，是妥协。该法案的框架基于三种基本价值的平衡：生命质量的重要性，人类意志自主权，以及生命的神圣性。（最后一个术语并不存在于拉比犹太教，但在该法案中被采纳运用。）

该法案之所以能够出台，是因为以色列的医疗机构对一个案例采取了激烈的反应，那个案子中，一名患有肌萎缩性侧索硬化症（凯沃尔基安的病人托马斯·尤克患的是同样的病）的病人被除去了呼吸机。五个小组委员会，五十九位医师、伦理学家、律师，以及宗教权威（犹太人、基督徒、穆斯林，以及德鲁兹人①）组成了一个专门工作组。这一做法，与美国依赖法官来建立先例的做法形成鲜明对比。

亚伯拉罕·斯坦伯格教授组织起来这一专门工作组，查尔斯·施普龙教授是起草法案的医学委员会的主席，后者是我在医

---

① 德鲁兹人，西亚地区阿拉伯人的一支，主要分布在西叙利亚豪朗山区。他们没有自己独立的国家，主要生活在黎巴嫩、叙利亚等国。德鲁兹人使用阿拉伯语，属闪含语系闪族族，他们信伊斯兰教，属什叶派中伊斯马仪派的德鲁兹支派。

学院里的室友。据查尔斯所言，该法案或许是世界上首个明确提出接受姑息治疗是一个公民的权利的国家。这意味着病人及其家属在生命终结的时候不应饱受痛苦，被赋予了通过合法渠道找到专家协助进行症状管理的权利。许多法律规定同样具有先见之明，包括这样一项法规：要求医师向病入膏肓的患者告知其医疗情况（如果患者想知道这些信息的话），并且鼓励患者在考虑医疗护理的时候表达他们的偏好和意愿。

此外，卫生部还建立了医学预设医疗指示中央数据库，每五年更新人们生存的意愿和对医疗护理代理人的选择，临终关怀的医师和医院可以得到这些信息。该法案规定，典型的做法是认为病人们想要活着，在缺乏支持相反假设的证据的情况下，他们会被给予维持生命的治疗手段。然而，这一假设被反转了，当出现多个器官衰竭，有严重的痛苦，以及生命的预期少于两周时，当且仅当以上三项条件都出现时，个体才符合停止治愈性手段、代之以单独依赖姑息治疗的条件。以色列区分了使人病入膏肓的疾病和危急的死亡，前者意味着病人预计将在六周内去世（与美国的标准相同），而后者意味着，病人在两三周内便会死亡。

查尔斯是一个观察力敏锐的犹太人。我记得他有着红色头发，如今却已变白，但是他头上仍然戴着一项针织小帽。在他担任哈达萨医院综合重症监护室医疗主任的漫长职业生涯期间，他从未终止任何一位病入膏肓患者维持生命的医疗手段。但是，《病人临终法案》却提供了异常的方式，让医师能够潜在地在撤去医疗手段禁令的范围内工作。一开始，该法案小心谨慎地区分了"周期的"和"持续的"治疗。鉴于血液透析一周只会进行三次，一次好几个小时，那么，它便被视为"周期的"治疗，也允许终止这样的治疗。作为对比，呼吸机是一种"持续的"治疗，终止是不准许的。然而，此处法律也有一个漏洞：卫生部已经设计出当前正在测试特殊的呼吸机，它包含计时装置，装置会定期发出听得见的警告信号，在设计的时间量后还会自动关闭。当警告响起的时候，医师们便会"拒绝给予"而非"撤去"病人的治疗手段，比如那些患有肌萎缩性脊髓侧索硬化症的病人，他们在临床上无法作出想停止使用呼吸机的回应。顺便说一句，这在以色列医学中并不是一个完全的新想法，因为在三十年前，一位有名的犹太学者已建议在一家宗教医院中运用这一想法。另一个漏洞则是对那些依靠血管扩张剂维持生命的病人来说，医师们不会停止这种药，但作为替代，他们可以在病人血压开始下降时不增加药量。

以色列法律的另一方面与"基础护理"有关，它包括人工喂养、注射胰岛素，以及诸如此类的做法。通常，基础护理会运用在无行为能力的患者身上，即便他们先前在预设医疗指示或生前遗嘱中陈述他们不想接受这样的措施（这儿再次有些例外）。在这最后一项规定和绝症出现后的需求之间，以色列的立场与美国最高法院中具决定性的、塑造了美国临终医疗护理的案子的做法截然相反。无论是卡伦·安·昆兰、南希·古鲁辛，还是泰里·斯基亚沃，他们都处于持续性植物人状态，且都是诉讼主体，在以色列的法律之下，她们都不会被停止人工营养和水合作用，以及其他维持生命的治疗手段。我怀疑奥尔加·瓦斯克斯、博比·申德勒，以及防止安乐死联盟中的成员，他们每个人都将发现很多无法赞同《病人临终法案》的理由。有趣的是，以色列立法机关还坚决关闭了姑息治疗谋杀指控的大门，任何违背该法案法规的可能后果，都将牵涉到民事诉讼，而非刑事诉讼。

在如何管理病入膏肓的患者的问题上，欧洲仍然存在很大分歧。2002年，荷兰是世界上第一个将积极安乐死合法化的国家——尽管自从1970年代早期便开始默默地宽容了该举措。当前的规则限定在无法治愈的病人中，他们面对着无法忍受的痛苦，明确要求安乐死，尽管对这一体系的批评者指出了某些规则未被遵循的例子。罗布·容基埃医生是荷兰最大的死亡权利组织——拥有超过十万名会员——的首席执行官，他在阿姆斯特丹的办公室里告诉我说："要求（安乐死）在我们的法律、文化和程序中如此关键，以至于如果没有要求的话，我们从不谈论安乐死。"

容基埃将其组织的诞生和各种形式的安乐死在荷兰被广泛接受归因于海特勒伊达·波斯特马医生案。1971年，波斯特马给她母亲注射了吗啡和箭毒。先前很多场合，这两个女人曾谈论过临终的话题，波斯特马的母亲反复表达了在终结生命的时候，如果她变得无行为能力的话，希望能得到协助的愿望。波斯特马的母亲后来得了脑出血，被限制在一家护理机构里；她几乎不能说话、听见声音，或者坐起来。在罕见的情况下，波斯特马和其他荷兰医生习惯性地私自同意安乐死的请求，因此当波斯特马告知护理之家的医疗主任，她将打算遵从她母亲的希望时，她并未遭遇任何法律上的拦阻。但是，她随后被指控谋杀。根据容基埃医生所言，主审法官被报道曾自信地说："如果我处在那种情形下，我只希望我有一个像她那样的医生！"

1973 年，吕伐登刑事法庭判决波斯特马有罪，但只对其进行象征性惩罚，包括一周的缓刑和一年的缓刑。荷兰皇家医学协会之后发布了一份声明，争论在无效的情形当中，使用减少痛苦的药物，以及拒绝给予或者撤去维持生命的医疗手段是正当的，即便导致了死亡。根据容基埃所言，接下来的三十年间，荷兰公众为波斯特马"不是个罪犯，当然更非谋杀犯"而发起的不懈抗议，直接导致荷兰迈出了勇敢的一步，将积极安乐死合法化。

之后，比利时成为欧盟中第二个将积极安乐死合法化的国家。在比利时的法律中，一个人必须是"有能力且有意识的"，并能够以一种"自愿的、深思熟虑的，而且是重复的"方式要求这一程序。为了避免诉讼，医师们必须确保病人因一场事故或无法治愈的疾病，"处在晚期的医疗状况，（而且还遭受着）持续的、无法忍耐的生理或心理疼痛"。

或许，最广为人知的是发生在 2008 年，牵涉到著名作家雨果·克劳斯的比利时案件。在患上阿兹海默症后，克劳斯提出了请求，文化部长佛兰德后来说："我对他很是了解，我晓得他想带着骄傲和尊严离开。"克劳斯之死遭到了罗马天主教和比利时阿兹海默症联盟的批评——后者尊重他的决定，但觉得媒体对患上痴呆者的其他选择，给予的关注不够。

2009年2月，在白热化的公共辩论中，卢森堡同样将积极安乐死和协助自杀合法化。病入膏肓的患者、患有不可治愈疾病或者身体状况无法恢复的人被允许安乐死——当且仅当他们反复要求死去，并且获得两位医生和一组专家的同意时。天主教和多数正式医学组织反对这一立法，但是卢森堡公民以他们不可知论者的态度闻名。议会一名绿党成员，该法案的发起人让·于斯曾说："（总理让—克洛德·容克的）基督教社会人民党和天主教反对这部安乐死法案，称其为谋杀；但是，我们反对，这只不过是另一种离开的方式。"卢森堡是一个被比利时、法国和德国包围的小国。当亨利大公拒绝签署该法案时，卢森堡大多数公民和立法者却强烈支持这一项举措，改变了该国的宪法，使得亨利大公的签名不再必需，卢森堡国内的呼声渐强，要求进一步改变宪法，剥夺君主更多的行政权力。

在欧洲其他国家，积极安乐死仍然是非法的，而引起争议的是消极安乐死。在法国，一位母亲兼医生因为终结了一位四肢瘫痪男士的生命而遭到起诉，该起诉最近导致一部临终法律的出台，新法律建议医师避免采取极端措施让濒死患者或脑死亡患者继续活着。在法国第戎，一个批准撤去或拒绝给予治疗手段的法院判例引起了公众的热议。

2009年2月，意大利总理西尔维奥·贝卢斯科尼围绕着埃鲁娜·恩格拉罗的案件参与了一场情绪化的死亡权利争论，埃鲁娜·恩格拉罗被称为意大利的泰里·斯基亚沃。自 1992 年一场车祸后，三十八岁的恩格拉罗陷入了持续性植物人状态，在意大利最高法院作出一项裁决后，她的父亲和医生最终断开了她的饲管。这件事发生在意大利北部城市乌迪内的一家安宁病房里，而乌迪内是意大利唯一一个同意实施停止人工喂养和水合作用的城市。贝卢斯科尼之后宣称："恩格拉罗并不是自然死亡，她是被谋杀致死的。"

当恩格拉罗死的时候，参议院正在激烈地就一部法律进行辩论，这部法律本将迫使诊所替换管子。当贝卢斯科尼说完之后，刹那间寂静无声，不久，寂静被立法者争论的刺耳声打破，他们反复叫嚷着"谋杀犯"一词。枢机主教、梵蒂冈教廷卫生部长哈维尔·洛萨诺·巴拉甘曾在一次访谈中说："拿走她的食物和水意味着一件事，那就是直接杀死她……愿上帝原谅那些使她处于这一境地的人。"三天过后，教宗本笃十六世间接提到了这个案例，还一度对巴西驻梵蒂冈大使说："生命的神圣性必须从概念上就被保护起来，直至生命走到终点。"在意大利，一部关于临终关怀的法律可以说必然会引起这样的反应。权威人士表示，拒绝给予和撤去维持生命的医疗手段是可以容忍的，但这是否将包含撤去人工营养和水合作用，仍不清楚。

在天主教占据统治地位的地中海国家西班牙，临终实践方面也是饱受争议。在西班牙，没有特别的法律规定撤去或拒绝给予医疗手段，大多数决定发生在保密的医患关系语境中。2007 年，一个完全能自行做决定的病人本应永久依赖呼吸机，却要求停止使用，那个时候，她住在一家属于教堂的医院里，教会统治集团决定将她转移到一家公立医院，在那里呼吸机可以被撤去。这并没有被贴上安乐死的标签——消极的，或者别的——而且，没有任何法律上的后果，尽管该事件引起了媒体广泛的争论。

我曾交谈过的西班牙医师们强调，放弃或终止维持生命的治疗手段，与缓和镇静疗法、积极安乐死，以及协助死亡，目前正由于不同政党的政治目的而被人宣传着。2008 年年初，一个牵涉十五名医生的备受瞩目的案子，在经历漫长且满怀恶意的调查后被驳回了，那个案子中，十五名医生被指控在一家医院里使用过度镇静剂导致四百名病入膏肓的患者过早死亡，所有被控告的医师都被宣判完全无罪。

在一位三十五岁依赖呼吸机的病人无法说服医生撤去其维持生命的治疗手段，被迫奔赴协助自杀合法的瑞士之后，瑞典医学协会重新评估了它的条例。瑞典如今敦促医生尊重那些尚且能够评估自身临床情况能力的病人的临终治疗偏好。积极安乐死仍然是不合法的，多数瑞典医生不赞成。

那个试图死在瑞士的瑞典男人，不过是来到苏黎世寻求"尊严"组织帮助的数以百计的欧洲人之一。自愿者组织"尊严"于1998 年成立，旨在帮助那些病入膏肓的患者，为自杀提供指导和

巴比妥类药物 ①。该组织并未得到瑞士人全心全意的拥护，而且由于当地居民的反对，总部必须搬迁到不同的地址——让人想起美国美沙酮诊所带有敌意的接待处。

很多德国人都曾寻求尊严组织的协助，然而由于显而易见的历史原因，安乐死在该国仍是个高度忌讳的话题。不少文章暗示，德国医护人员尤其对各种各样的临终程序表现出伦理和法律上的不确定。比如，协助自杀严格来讲不再是非法的了，但不能牵涉到医师。今年我最喜欢的一篇医学文章，标题是《一点"小小的非法"？德国急救医师眼中的拒绝给予和撤去呼吸器》，定性研究总结道，在德国，对做出不正当或非法决定的恐惧，正使得医疗护理行业变得麻痹，正在激励着医生持续进行着哪怕是无效的治疗。

英国苦苦挣扎了二十五年以上的时间，才制定出一项可以被广泛接受的临终政策。1981 年，一名受到高度尊重的儿科医生伦纳德·阿瑟，在一个患有唐氏综合征的婴儿死后被指控谋杀。在审判期间，阿瑟罪名减至谋杀未遂，而最终被宣判无罪。该案发生后好几年，英国医师担心拒绝给予维持生命的治疗手段容易使他们遭到谋杀指控，撤去治疗手段被很多医生看作安全的行为方式。

这一情形一直延续，直到安东尼·布兰德——利物浦足球队

---

① 巴比妥类药物，用于镇定或催眠的药物。

一名狂热支持者——去希尔斯伯勒足球场观看一场半决赛时被卷入同胞观众的混战。人群当中有 95 人死亡，布兰德遭受重伤，以至于陷入持续性植物人状态——和泰里·斯基亚沃同一形式的脑死亡。布兰德后被转送至 J. G. 豪医生那里由其照顾，豪医生是个老人病学专家顾问兼神经学家，通过人工营养和水合作用以及娴熟的护理，22 岁的患者布兰德得以继续活下去。

1989 年，豪联系上一名法医，通知他"打算撤去所有的治疗手段，包括人工营养与水合作用"。不像围绕泰里·斯基亚沃的争论，这一关于安东尼·布兰德的决定，与家属的希望达成一致。

豪后来写道："（2006 年）很难表达我收到他恐吓式的回复时感受到的震惊。他曾声明，他（法医）对任何活着的人没有权力，他劝说道，如果我撤去了医疗手段，我会有被人指控谋杀的风险。他清楚地表明，他……对任何作为或不作为都无法表示赞同、容忍、支持或者表示允许，那些作为或不作为，可能是或者可能被解读成设计好的，或有意减少或终结这个年轻男人的生命。这尤其适用于拒绝给予生命必需物质，比如食物和饮水的案例。"

第二天便有警察前来造访豪医生，警察重申道，如果他撤去了治疗手段，而且病人死了，便会有谋杀指控。艾尔代尔国家卫生服务信托（The Airedale National Health Service Trust）代表医生和病人家属上了法庭，之后还提起了上诉。法庭最终宣判，撤去治疗手段是合情合理的行为，指控谋杀并不恰当。

在英国就像在美国，撤去或拒绝给予维持生命的治疗手段如今变得很普遍，既合法又符合伦理道德。这并不是说指控和尖锐的调查没有发生，尤其是与停止维持生命的治疗手段有关的时候。一名英国肾病学家当前正经历着医院的惩罚程序，在两起独立的案子之后被停止承担临床职责，那两起案子中，他想为病人停止透析，但是遭到病人成年子女的反对，这名肾病学家跟病人亲属解释道，病人快要死了，继续透析是无效的，而且在透析疗程期间，会伴随重大的死亡风险。他试图解释合宜的治疗是让病人自在舒适，让家人在场，病人可以带着尊严死去。

第一位病人叫索马利，他的家属威胁要向媒体曝光，还说医护人员是种族主义者。这样的话传到医疗主任那里时，她立即命令重新开始透析。病人在两周后的一次透析中死去。第二位病人也重新开始了透析，但是他在连上透析机器的一个小时后，便离世了。

在英国，"保守治疗"这个词通常被用来描述应付肾衰竭的一项措施，即有些自主选择的病人需要从一开始免于透析。英国（而不是美国）有些临床项目，当下会为这些病人提供综合的姑息治疗，支持他们和他们的家人，让他们下定决心不开始透析。

2009 年，英格兰和威尔士颁布了新的条例，当控诉他人协助自杀发生时能够予以澄清。这些条例发生在上议院一个案子之后，在那个案子中，一名遭受多发性硬化症之苦的女人想寻求瑞士尊严组织的帮助，她要求有关人士澄清一下，那样做是否会让她的配偶随后被人控诉。新的条例中，指导原则将死去病人的临终愿望、他们的年龄、是否存在心理疾病，以及做出决定的能力考虑在内，还包括家属或朋友是否会从遗产中受益，或主要的激励因素是否为同情。协助自杀在英国仍然是犯罪，但启动刑事诉讼程序的决定并不是自动的，而是会受到十三个反对起诉的因素和十六个支持起诉的因素影响。

墨西哥也在临终关怀的议题上挣扎着。2008 年 4 月，墨西哥参议院以 70 票赞成，0 票反对通过了把消极安乐死合法化的法案。当病人被预测只有六个月可活且正在接受姑息治疗的时候，该法律将清楚地准许医师撤去维持生命的治疗手段和提供药物控制疼痛，但仍需得到众议院的批准。起草该法案是为了应对墨西哥先前控诉提供临终关怀的医师的政策，是为了应对墨西哥对任何帮助病人结束生命的人处以漫长监禁的不幸传统。

2009 年 8 月，西澳大利亚最高法官韦恩·马丁曾说，如果一所护理之家停止对四肢瘫痪病人的喂养和水合作用因而促使其死亡，护理之家并不负有刑事责任。克里斯蒂安·罗西特在一场外伤后瘫痪在床，法官作出判决，尽管他尚未病入膏肓，罗西特仍有权利提出他的请求。判决在澳大利亚开了一个法律先例，规定帮助某人夺去他或她的生命，可以被判处终身监禁。

在很多国家，姑息治疗的问题是人们付不起昂贵的医疗技术费用，保加利亚是一个代表。当我 2001 年第一次去保加利亚时，很显而易见的是，我计划就停止透析要做的展示将几乎没有什么实用性。我在索非亚的医学院发表了讲话，那个地方灰泥从崩坏的墙壁和天花板上剥落，使地板脏乱不堪；楼梯井一片漆黑，因为灯泡被人偷了。透析是太昂贵而不能为人广泛获得的医疗手段。对我的听众来说，很重要的话题是病人自主权、医生做主制，以及向病人诚实地披露诊断情况。听众里好几个医学院学生引起了我的注意，他们说目前至少有两个患上转移性肺癌的人住在肺科病房，他们的医师说他们不过是支气管受到感染，消除了病人的疑虑。

并不令人惊奇的是，保加利亚有很多雄心勃勃但贫困不堪的医护人员，前往其他国家寻求就业机会。1999 年，十九名在一家利比亚人开的医院里工作的外来医护人员，被指控用艾滋病病毒感染了数以百计的孩子们。这一控诉，现被视为牵涉医护人员的谋杀指控中最无耻的排外例子。这些医护人员中有十三人被释放了，但剩下的五名保加利亚护士和一名巴勒斯坦医师被折磨，被审判，被宣判犯有谋杀罪，而且被判处死刑。2008 年 7 月，欧盟和美国在进行相当多的谈判之后——而且给每个感染的孩子所属家庭补偿了一百万美元——利比亚最高司法委员会将六名医护人员改判为终身监禁。这发生在法国当时的第一夫人塞西莉亚·萨科齐成功干预的一周之后，塞西莉亚·萨科齐成功说服了穆阿迈尔·卡扎菲上校释放所有的因犯。

从全球视野来看，显而易见的是，美国在调适医疗科技进步与设计出人道的牵涉死亡的政策上的困难并不是单独现象。正如上文所描述的，在世界范围内，与医疗护理从业者相关的刑事指控有很多，无论是被动地还是积极地帮助病人死去。这些案子很多都只留下了一个社会争论，却并未频繁促成国家立法机关使医疗实践自由化或合法化。在三个欧洲国家，不仅法律保护撤去或拒绝给予维持生命的治疗手段，以及大量给予麻醉药，而且，"界线的卢比孔河"最后已被跨越过去，积极安乐死得以合法化。

　　然而，歧义仍在继续，且陷入了政客、宗教领袖、生命伦理学家、执法人员，以及律师间的交叉火力，医生和护士——像埃米和金——他们不得不每天参与这些关键的决定。每个国家都有自己版本的泰里·斯基亚沃案或者像凯沃尔基安医生那样的狂热者，尽管这些受到高度关注的情形刺激了世界范围内的对话，但是议题随后的紧迫性却陷入了争论的喧哗中。与此同时，对埃米、金，以及护士们来说，她们没有时间或耐心模棱两可，只要病人的痛苦具有风险，她们便打算尽一切努力减轻病人的痛苦——而且希望自己不会成为异见者的靶子。

第十六章　突然醒来

当埃米和我在那家餐馆坐下的时候，其他顾客要么听着放松的音乐，要么在小小地打趣朋友，要么就是在谈论他们的孩子最近闯的祸或者获得的成就。埃米和我则深陷她在马萨诸塞州警察局遭遇的恐怖经历中。

埃米掉下了她的叉子。她焦虑不安地打量一下四周，担心会有另一位客人看见她的笨手笨脚。至少就我能说出来的，唯一一个注意到她的是那专注的女服务员，她端着些镀银餐具跑过我们身边。

"他们质问了我将近四个小时，"她带着些愤怒大声说道，"我仍然不晓得我们当时在干什么。警察从来不说'你因谋杀而遭到指控'，相反，他们把一切都弄得模模糊糊，而且，他们一直在问我关于护士助理奥尔加的问题，比如'奥尔加怨恨你吗？'或者'有没有什么理由能解释她为何这么做？'之后，我晓得正在发生什么了，我大叫起来，'你的意思是，奥尔加说是我们杀死了这个女人吗？'

"回想起来，我觉得警察们当时一定在想：没有真正杀了人的会跟这个女人一样傻！我只是没察觉到罢了。我无法相信会有人得出那个结论。我确信的是无知彻底拯救了我，因为他们可能认为我没有可能编造这整个故事。我的意思是，我几乎把一切都坦露出来，非常合作。"

埃米的餐巾纸被她打成了结，此时从她的膝盖上滑了下去，落在了掉在地上的叉子上。

她继续道："我静静地告诉警察，在星期天早晨，我跟奥尔加交换了圣诞礼物。我是她的圣诞老人。毕竟，到了那年的那个时候了，我认为我们是朋友。"

埃米从桌上抬起头，然后转向我。"我知道她是个教徒，属于神召会教会。我不晓得神召会教徒信什么或者不信什么，我不晓得罗斯玛丽·多尔蒂之死是否具有宗教含义，她是否对此深感困扰。我们很多病人死了，奥尔加帮助我们让他们走得自在舒适。这并不是她第一次目睹死亡，被吓得够呛。从那天之后我几乎很少和奥尔加说话，但我猜在她的脑海里，金和我都是杀人犯。显然，她和她的律师说服了地方检察官比尔·贝内特相信我们谋杀了这个病人，而那正是一切开始的地方。"

埃米喝了口水，说道："数小时内，我们经历了一百万个来回，他们拿同样的问题问我，足足有五万种不同的方式，想看看我是否会修改我的故事，在这之后，州警察才让我回家。那个夜晚很长很长，可我完全坦诚以待。由于描述我的职责且为金的正直辩护，我整个人变得筋疲力尽。直到我开车回家，我才完全感激自己是跟金拴在一根绳上。那时正值午夜，我打电话给我丈夫，但是我很多疑，没有告诉他任何事。我确信电话受到监听，我想警告金，因为他们将开车造访她家，然而我害怕交谈，我如何能告知金正在发生些什么？"

当埃米回到家，她在客厅里陷入崩溃。过了一会儿，电话铃响了，是金的电话。金刚刚接到一通来自州警察的电话，那头告诉她他们在途中。显然，他们已经知道金是个单身母亲，他们因此不能带她去"市中心"。金仍坚称，如果他们开的是辆没有警局标志的车，她不会允许他们走进她屋内询问；她解释道，她住在前不着村后不着店的地方，如果他们开的是辆带有明显警局标志的车，他们可以过来。

在电话中进行长时间的交谈后，金说："埃米，发生了什么啊？"

"我不想告诉你任何事，"埃米开口道，"除了说这绝对是我一生中最糟糕的经历，不幸的是，你也得经历……乖乖回答他们的问题，而且一定要诚实。"

之后不久，一辆州巡逻警车在金家门前停下。两名警探走进了客厅，他们开始询问她，直到次日清晨。

金对那晚的事情以及她遭遇州警察的描述，和埃米的描述颇为相似。

"常规的轮班之后，我回到家，爬上床，"她解释道，"大约晚上十一点或十一点三十，电话铃响了，是警察打来的。他们说，关于罗西之死，验尸官有些问题。他们的用词很小心，但基本上都在撒谎。他们想来我家，好好谈谈罗西之死。当然，我想努力帮助他们。我说，'好的，好的，当然，来吧。'见鬼，我刚刚工作了十二个小时，孩子们很快就得起床上学，我还不得不继续下面十二个小时的工作，但，好的，让他们来吧。"

之后金打给埃米。当他们撂下电话，金的焦虑开始了。她能做的一切就是等待。

"我大步走进车库，在大约两秒内吸了三十七根烟。我回到家，我的前夫——他那时过来看我——说，'放松点儿。他们只是过来跟你谈谈，关于，你知道的，无论什么。没多大点的事儿。'我的心怦怦直跳，我在想，有些事不对劲。有些事不对劲。

"午夜时分，警察到了，然后走了进来，坐下，开始询问我。他们问我'什么是透析？'还有'这是什么？'以及'那是什么？'他们一直问啊问的。我彻底身心乏力。我给他们上了每一堂在能力范围内的医学课，因为每次我说到某个事物，他们都会问'什么？'我就得给他们解释肾衰竭，解释褥疮，解释慢性阻塞性肺病（肺气肿），还解释了为何不应使用补充的氧气。吧啦吧啦吧啦。我的天啊，我在想，这些是我见过最愚蠢的男人了。

"最后，在清晨三点左右，他们开始问些关于吗啡的问题，比如'安全的剂量是多少？'还有'你通常给病人多少剂量？'以及'要用多少剂量才能杀死人？'我当时半睡半醒，斜躺在沙发上，直到最后那句话突然之间将我击中，我直直地坐了起来。"

当金说这些的时候，她看向桌对面的我，戏剧化地模仿她突然醒来和突然被控有罪。她的眼睛往外突出，嘴巴向外大张。当金面对警察的时候，她的声音显然崩溃了，她冲着他们尖声叫嚷起来："我没有给那个女人过量药物。我给她的，只是医嘱要求的分量。"

"那句话击中我了——就像嘣的一声！"她详细叙述道，拍着双手，声音很响。附近桌子的客人吓了一跳，都盯着我们。"警察们认为我干了这些事。直到那时，我一直以为自己不过是个小小的善意帮助者。我陷入了什么？噢，我的天哪！"

警察们一直问金问题，持续到早晨五点左右。当结束了问话，他们指着手提电脑屏幕，说："我们准备把问讯记录打印出来，让你签名。"

金无力了，只发出嗫嚅的声音，因此她对他们说："无论你们想要我做什么都可以，先生。"以及"好的，先生"。

她的眼睛提溜转了转，然后落在我身上，她说："之后，他们的便携式打印机不能工作，而且，由于我是一个善良的小罪犯，我说，'这儿有一个空的磁盘，把文件保存到磁盘里，可以用我的电脑和打印机。'最后，文件打印出来，我签上名，州警察就离开了。"

"我走上楼，试着睡去，但我就是无法入眠。我一直在想，噢，我的天哪，他们认为我对这个女士干了些错事。噢，我的天哪！噢，我的天哪！"

早上七点左右，金再次打给埃米。

"他们认为我们干了些什么事？"金问道。

"我不知道，但我猜他们认为我们杀了她。"这是埃米唯一能找到的回答。

"你一定是在开我玩笑！我们现在做些什么？"

"我不知道。"

"我们应当给医院打电话？"金问道。

"好吧，我们打给医院里的谁呢？"

"我不知道！"

最终，她们决定打给艾琳·格林沃尔德，她们所属肾脏科的副主任。当金打电话时，艾琳并不在办公室，因此金给她留了言，之后不久，艾琳打了过来，请金来医院谈谈发生了什么。

"艾琳，我没有杀任何人。我向上帝发誓。"

当我在餐馆里坐在金的对面，金表现出几年前的情绪，显得跟事情刚发生一般。她慢慢地移动盘子周围的食物，抬起头看着我。

"我独自一人在想，这么些年，这么长时间，我想做的一切就是帮助别人，现在却被生生打脸了。我做错了什么，但我就是没弄清做错了什么。我继续想着，或许我拿的是十毫克的管形瓶而非两毫克的？我不记得做错过什么。我就是不记得。

"上午九十点，我到了医院，艾琳向我解释说，有人控告我曾给罗西使用了过量药物。奥尔加跟警察说了一大堆事，她控告我没有医嘱便给病人药物，而且她还告诉他们，我试图通过不给罗西氧气来更快地杀死她。"

"警察对药车进行了检查，他们复查了医嘱。警察识别出一处小小的不一致——事实上，它算不上不一致——埃米不在场的时候，我浪费了两毫克吗啡。那时，在看着别人浪费这件事上，我们都很不严格。我们会共同签署浪费的药物，信任我们的同事。这个话题在我被审问的时候提了出来，而且我告诉警察，埃米没有看着我喷射掉过多的量。那天晚上早些时候，埃米显然告诉了警察同样的事。最后，我给罗西过量药物这一指控便建立在那重大的两毫克吗啡上。"

"让我来理清这件事，"我对金说，"你用的是四毫克的管形瓶，而非两毫克的，有什么理由吗？"

"因为在那个时候，我希望住院实习医生会打电话过来，改变医嘱，"她回答道，"但不幸的是，那并未发生。"

金继续谈及随后的医院会议。"结果证明，我遵循的所有医嘱都是正确的，而且我的记录与计算机的记录完全相对应。我正确地记录下每一件事，医生们也赞成我的描述。当医师们被问及可能违背医嘱的情况时，他们全都说：'不，她做的正是她应该做的。当她要更多药物时，她也彻彻底底是正确的。'他们很支持我。医院同侪审查委员会与警察一起坐下，当他们向奥谢医生（审查委员会中的一名肾病学家）问关于吗啡的问题时，他笑了出来，因为显而易见的是，我并没有给很大剂量，而且他们发现的不一致，不过是极小的两毫克。

"还有另一件事,"金大声说道,"奥尔加显然告诉了警察,说我对那个病人讲死去是可以的,我是在帮助她。奥尔加是对的!我在试着帮助罗西。那时我在想:'她快要死了,或许她很害怕。也许,她需要知道死也是没关系的。我不想她害怕。'我不知道快要死去是什么感觉。没有人真正知道那是什么感觉,因为一旦你死了——便完结了!我的意思是,你第一次去看牙医会害怕,你第一次去看医生会害怕,你第一次自己在雨中开车会害怕。因此,我对罗西说'不要怕,我正在帮助你',这句话在我看来并不是一个特别糟糕的说法。"

我问金,她是否仍和濒死的患者说话。"当我对人们说这些事的时候,我变得平静多了。"她答道,"我轻声低语。我靠他们很近,那样的话,我知道他们能听见我的话。我认为我是在帮助他们自在地死去,带着尊严,撇下恐惧。"

对埃米来说,调查期间她度过的忧心忡忡的日子,真可谓是一场噩梦。

"如果我能撑过护理生涯的剩余时间,永远不必再那样做,我会很开心,因为整件事彻头彻尾使人痛苦。"她回忆那段艰难时光说。

在埃米被迫离职期间,她不断遇见医院的护理主任、风险管理职员,以及医疗中心律师小组。然而在那段时期,她说她最为她的同事担忧。"对金来说，情况更糟，"她评论道，"因为她直接受到指控。我顶多不过是谋杀的共犯，金却被看作实实在在的杀人犯。"

"金比我年轻，做护士时间不久，"埃米解释道，"我尤其记得一天，金当时脑子里过了一百万个糟糕的想法，简直快到歇斯底里的程度。她把头搁在我的膝盖上哭了。她确信她的整个事业、职业，一切就此告终。金是个单身母亲，还上了护理学校，她看见自己的生活整个崩溃了。"

"我们思考越多发生了什么，谈得越多，这件事看起来越丑陋不堪。我们觉得我们好像已经被关进监狱。他们不会让我们工作，因为我们被指控为杀人犯。对医疗中心来说，如果他们继续雇用我们这两个被指控杀死一个病人的护士，看起来会如何呢？更重要的是，对我们的控诉与克里斯滕·吉尔伯特案同时发生，这对改善我们的状况当然毫无助益。"

埃米清了清喉咙，然后开始加快语速。"从一天到另一天，我不知道自己是会继续工作，还是会遭到起诉。每一天都是个谜。贝斯代特的职工想要支持我，帮助我，但他们也无能为力。金和我每一天都会在电话上谈四个小时，哭泣，担心我们的未来。我坐下来，盯着我的圣诞树，它的针叶和枝丫都变成棕色了，但我毫无兴趣给它浇水。当树叶掉下来在地板上堆在一起的时候，我会轻声哭泣。我想知道自己是否会蹲监狱。我们被告知不能跟同事交谈，这确实为难，因为同事是我的朋友。最后我说：'去他妈

的！我就要跟他们谈。我不在乎。我还没被控告什么呢，而且我现在就要跟他们谈。'

"多尔蒂夫人可怜的家人也被这情形影响到了。我得知他们举行了一场守灵仪式，一场葬礼，但地方检察官去教堂告诉他们不能埋葬他们的母亲。我不知道是地方检察官自己还是某个代表他的人，但那个家庭被告知，由于谋杀调查，他们必须得把遗体交给验尸官。那个家庭真是一户好人家，孩子们很棒，因此，我只能想象他们在思考些什么。在他们正式埋葬多尔蒂夫人的遗体前，又过去一周。最后，他们一家给肾脏科寄来一篮水果，附有一个信笺，感谢我们的悉心护理。我相信他们理解我们，理解我们的状况。

"护理主任每天都打电话过来，看看我们过得怎样，而且我们还被邀请到医院去，偶尔参加有律师和风险管理委员会成员出席的会议。在一次会议期间，金和我坐在一大堆管理者面前，电话铃响了。有人接起电话，然后转向这群人，说'地方检察官此刻就在医院里'。

"会议整个变成恐怖电影的场景。电话铃响了，被接起来，有人宣告'他在三楼'。两分钟之后，电话铃再次响起，他们报告说'他在一楼'。哦，我的天哪，这件事实在糟糕透顶。我不知道他正在找什么或者他来见谁。我知道的全部是他和他的下属是来搜集能够伤害金和我的证据。全医院的职工都给地方检察官开路，报告他的行踪。真让人毛骨悚然。"

金描述了她被管理层停职的经历。"我是个大声哭泣的白痴。一边哭，一边收回我曾对罗西说过的所有的话。'我本不应该告诉她我打算帮助她！为什么我要告诉她死也是可以的呢？我不应该收到那个吗啡量改变的医嘱——我应该让这件事顺其自然。我当时在想些什么啊？'我一直在思考作为个体的我，还有我从事护理时惯用的方式。我无法越过那个事实，这件事看起来像一部糟糕的电影。下一个三十五年，我将在监狱里度过，监狱的情形是怎样的呢？不说了。我不打算证明任何事。我将走进监狱那个大房子！"她瞥瞥我，紧张地笑了笑。

"我没有睡觉，而且头几天我只喝了水。我吸了很多烟。我觉得自己的心脏病一天发作了好多次。我的身体很重，无法呼吸。真难以置信。很多次，我都希望自己是埃米——那样的话，她便是'杀人犯'，而不是我。

"积极的一面是，我得知，当警察质问那家人关于他们母亲的事情时，他们全都对事情发生的方式与护理感到自在。他们喜欢我，他们很高兴我在那儿，而且他们说，我帮助了他们的母亲。"

三名护理人员全都被管理层鼓励去看心理治疗师。奥尔加开始了咨询，金去看了我一个同事。她们两个都发现这样有帮助。埃米单独进行治疗。她先前在离婚前后接受过治疗。

"以防你好奇，"她对我说，又露出她常见的笑容，"我讨厌心理治疗。我不是个适合心理治疗的人。说老实话，我认为那是地球上最浪费时间的一种行为。我也不是个互助团体中的女孩。我会跟我的朋友一起去享用午餐。那就是我想要的支持。我不打算跟一个或一群陌生人一起坐下，讲述某个人的行为如何毁掉了我的生活。"

奥尔加向我描述了围绕罗西最后一次住院时各种事件的回忆。她解释了她生命中某些规则的重要性。"你必须建立起结构，"她告诉我，"这来自你被人养育期间。作为一个家庭，我们经历了许多许多，但总是基于诚实和真相。我们并不上天主教学校，我们上的是哈林区110大街和莱诺克斯的普通学校。我们是挂钥匙儿童，不得不一路赶着回家。家里没有人等着我们。我们四个孩子彼此坦诚以待，互相照顾。我的父亲是商船上工作的人，我们几乎没有见过他。我的母亲打两份工，一份在工厂，一份在学校帮忙。当我们能见到父母时，心会怦怦直跳，以至于快要不能走直线。我们真的很尊敬我们的母亲。她教育我们，你必须要表示尊重——尊重别人，尊重你自己。"

当奥尔加还是个孩子时，她定期去教堂，在唱诗班唱歌。她经历了典型的叛逆的青春期，但她度过了这一阶段，对她母亲怀着持久的钦慕，还形成了一个信念，"我将努力去做好事……投身于照顾病患中……以及照顾我的家人。是我的母亲让我变成这样一个坚强积极的人。"

本书准备期间，奥尔加和我多次在电话上交谈，但约好在餐馆见面后，她却并未出现。我等了好几个小时，她随后解释道，我们之间的交流有误。

艾琳·格林沃尔德是肾脏科的副主任，也是金和埃米发现她们被指控谋杀时决定致电的那个人。她和沙伦·史密斯——贝斯代特护理部副主席，都属于医院的管理层，在调查过程中位居幕后。这个管理者并未告诉金和埃米，她们俩都被上报——可能是地方检察官所为——给了马萨诸塞州护理委员会。该委员会给贝斯代特护理服务部门寄来一封信，上面要求金的执照立刻被吊销。艾琳和沙伦·史密斯（她在那之后死于癌症）坚定地拒绝了这个要求。

在给该委员会的信中，她们写道：

当我们在电话上讨论的时候，这里面既有内部调查，也有外部调查，包括两项针对据称是病人受伤的同侪审查。我们乐于向贵委员会报告，调查没有发现任何符合指控的特征。卷入其中的两名医护人员，还有医院团队，在整个调查期间，都坚定地站在金·霍伊护士背后。

在过去几年，金·霍伊所属部门的管理者曾进行过随机的麻醉药审查。除此之外，为应对控诉，在同肾脏科所有获得执照的护士面对面交谈中，在职工会议上，该管理者都讲到了合适的麻醉药浪费。在药物分发的问题上，没有任何问题，审查并未发现任何麻醉药分发不一致的情况。

金·霍伊护士从 1992 年 6 月 1 日入职以来，在贝斯代特一直都勤勤恳恳，颇有口碑。她被视为临床上的领导者，也被她的同事、管理者以及医师同仁们坚定地支持着。她的表现要么达到、要么超过了我们的期待。

埃米和金三个月内有偿离职。尽管贝斯代特医疗中心持续支付每周的工资支票，但两名护士却几乎毫无感激。她们都发现自己成了卡夫卡《变形记》中的格里高尔·萨姆沙，一个让人难以忍受的角色。

第十七章　针对药物的战争

鸦片类止痛剂——无论是开具处方药还是使用，都很复杂。因为美国正强而有力地发起"针对药物的战争"，而且，因为这些药物潜在的有滥用的可能及很高的街头价值，它们的使用会给执法部门和医学领域带来冲突，也就不足为奇。当护士和医师被控告谋杀了病入膏肓的患者，他们几乎总被控告不当地开具鸦片类药物，药物使用记录不详，以及让他们自己成为了瘾君子，或者是毒贩子。

贝斯代特的护士被控告错误地浪费了过量的吗啡，这也是先前曾提及的精神病学家罗伯特·韦策尔最初遭到调查的因素。实际上，直到被判决无罪，美国缉毒局一直视韦策尔为邪恶医生的代表。2002 年，时任 DEA 的主管阿萨·哈钦森召开了美国疼痛协会的年会，他的演讲稿发布在 DEA 的网站上。哈钦森的主要观点是，DEA 相信医师在开列包含麻醉药及其他管制药物处方时的判断，当谈到对痛苦的治疗时，DEA 也不会反复思虑其决定。他指出，在职业生涯中，大多数医生从不会遭遇 DEA。2001 年，超过九十万名医师在 DEA 注册，以处理管制物质，但在那年，该机构只对其中八百六十一个人发起调查，并且对六百九十七人采取行动。这些案子大部分会导致这些医师在 DEA 的注册处于"放弃"状态——这指的是，因为医生犯下了与药物有关的重罪，或者退休了且不具备行医资格，他们不再被 DEA 授予业内承认的数字编号。

"因此，让我给你举个我们确实会调查的例子，"哈钦森说，"罗伯特·韦策尔是犹他州的一名医师，因为一个匿名投诉，我们注意到了他。结果证明，韦策尔医生为病人提供第二级管制药物吗啡和地美露，还要求他们把药还给他，这样他就能使用部分药物，剩下的留给自己。

"他甚至在药房里自己挑拣药物，在病人不知道的情况下签上他们的名字。这些病人中，很多从未得到药物，有些从未得到韦策尔医生的治疗。韦策尔医生保留了他在 DEA 的注册，协议认罪，他犯的是通过欺诈持有药物罪。

"这便描绘出 DEA 将瞄准的那类医生——那些不合法地分发管制药物的医生。让我来明白告诉你吧，DEA 对像韦策尔医生这样——分配管制药物，造成了巨大危害——的人，会采取强硬的执法措施。"

当我拿这些控告向韦策尔发问的时候，他平静地驳斥了每一条，他坚称自己所有的病人都得到了合法且职业的治疗。作为一家头痛诊所里主治精神病的医生，他遇见很多人同药物滥用、分裂情感性障碍，以及与痴呆症做艰苦斗争，他认为这些人被调查人员的威逼恫吓弄得相当脆弱。罗伯特继续明确否认自己曾有药物滥用的问题。他重申自己唯一错误但是合法的行为是，他在一家未能达到联邦要求共同签署浪费的诊所里从事医学工作。尽管我没有证据，但我相信他。

在随后与劳埃德·斯坦利·纳拉莫尔医生交流期间，我很高兴地知晓，在他的法律问题结束后，他受到一个医生群体的欢迎，那个医生群体在俄亥俄州辛辛那提建立了一家治疗疼痛的诊所。这就是当我听到斯坦利不仅患有健康问题，要进行心脏直视手术，而且还遭到俄亥俄州药剂学委员会的调查时，觉得一切如此令人沮丧的原因。2007 年 6 月，一名来自合规部经理的口供成为查封他办公室电脑、金融记录，以及个人通信的根据。斯坦利被指控给瘾君子开具包含麻醉药的处方，因医疗护理服务收取现金，以及开设了一家诊所，从邻近的肯塔基州引来许多病患。

为应对一篇报纸文章和博主的评论，他在网上发布了一封电邮，里面包括以下评论：

> 我被联邦政府授予行医执照，从美国缉毒局那里得到一份特别的合格证书，可以在一家私立的、保密的，并且富有同情心的门诊机构治疗瘾君子。
>
> 什么样的病人会来看治疗瘾君子的医师？瘾君子。
>
> 在我们治疗瘾君子的实践中，我们接触了许多瘾君子吗？当然如此。那不过是同义反复罢了。
>
> 俄亥俄州药剂学委员会要求我们提供某些病人的医疗

记录。

我们提供了那些记录。对任何进一步的要求，我们会通力合作。

我只希望，那些正在治疗毒瘾的病患，那些打算去治疗毒瘾的病患，他们不会因为担心失去隐私而被迫回到非法且危险的嗑药的老路上。

治疗毒瘾的实践，工作人员由我自己和我的助理担任。如果我打算接受保险，我会至少再加上两个人，充实员工队伍，以付保险公司的账单，没有任何理由地向病患收取更多费用。

我没有律师。我没有理由认为自己需要一名律师。

我相信即时且合宜的疼痛治疗。

如果一位因疼痛正在进行治疗的病人养成了任何依赖，我认为他 / 她也应当进行即时且合宜的持续治疗，既治疗疼痛，也治疗他们的依赖。实现这个目标尚有漫漫长路。

在美国，治疗疼痛是一个严重的问题。医生们害怕充分治疗疼痛带来困扰和起诉。没有美国人应该遭受痛苦，一个美国人也不应该因为有勇气去寻求治疗上瘾的方法而失去隐私权。

2008 年 6 月，我再次联系上了斯坦利，为的是知道他的近况。他对我说，他的诊所已经重新开张，但他首先被医学注册委员会要求支付五千美金，在一个旨在证明其并不是药物滥用者的康复项目中进行为期四天的评估。他完成了该项评估，被给予两年的考察期。斯坦利在他的电邮中总结时说："抓住现在！"

我祝愿他一切都好。

滥用处方药这个问题有多大呢？世界范围内看，滥用处方药将超过违法的街头麻醉药的使用。根据联合国下属的国际麻醉药管制局 2006 年的年报，在欧洲多个地区、非洲、南亚，滥用的处方药已经超过诸如海洛因、可卡因、致幻剂等传统的非法毒品。2003 年，滥用处方药的美国人数，已经从 1992 年的七百八十万几乎翻了一番，上升到一千五百一十万人。根据这份年报，尽管美国高中和大学滥用非法药物的学生数量在 2006 年连续第四年下降，但"青少年和成年人滥用处方药程度之高，上升速度之快，让人不免忧心。"大学生选择的处方药包括止痛剂羟考酮（奥施康定）和氢可酮（维柯丁）。这些合成麻醉药的高效力，使得用药过量成为可能——而且正如 28 岁的男演员希斯·莱杰之死所证明的那般，这些药物通常会不知不觉以致命的混合比例被服用下去。

2005 年《时代》杂志一篇标题为《DEA 何以追踪这位医生呢？》的文章报道，在之前六年间，超过五万六千名医师遭到调查，其中，四百五十人被指控非法开具处方和分发药物。尽管在医学领域内的执法可能还有着好的信念，但问题在于，这一行为使得医师渐渐生出对进行未许可事项仔细检查的担忧。全国范围内的调查多次发现，针对疼痛，医生们往往治疗不足，因为他们害怕引来监管者的调查。

我确信，绝大多数医生和护士——特别是那些受雇于疼痛诊所和服务于姑息医学实践的——完完全全是好意，没有任何犯罪意图，看见无辜的医护人员因为做出评估后提供麻醉药而被监管机构盯上，真是件糟糕的事，要知道有多达七千五百万美国人饱受慢性疾病之苦，而且当该情形与心脏疾病、癌症联合起来相比，会使人有更多日子不能工作。

疼痛医生面临的诸多问题之一是来自诸如美国药物政策联盟（DPA）的支持。DPA——与 DEA 相反——希望创建"一个公正的社会，在这个社会里，药物的使用和规则基于科学、同情、健康以及人权，人们不会再因为往自己身体里注入了什么而遭到惩罚，惩罚只出现在对别人犯罪的时候，在这个社会里，今天的恐惧、偏见和惩罚禁令，已成为过去式"。换句话说，DPA 使 1960 年代以来的一种伦理具体化：它反对"针对药物的战争"，反对大麻的罪名化，还反对限制获得注射器。无论我是否同意这些观点，这样一个组织不可能是讨人喜欢的，哪怕是一个轻度保守的法官、立法者、检察官，或者医师。

威廉·赫维茨是位疼痛医生，他长期坚定不移地奋斗，他认为最终提出的安全检查的系统，能让他从事医学实践，而且不会被 DEA 或弗吉尼亚州的地方检察官介入或控告。很多年来，很多疼痛人士称呼威廉为比利，他坚持——尽管频繁地与当局产生冲突——一项大型的临床实践，在该实践中他赞成使用大剂量的麻醉药。2005 年 4 月 14 日，他因五十起分发药物的刑事罪名被判处 25 年有期徒刑。

在一场新闻会议上，DEA 的主管卡伦·坦迪展示了一个装有数百种鸦片类药物胶囊的塑料袋，《纽约时报》的约翰·蒂尔尼之后在一篇题为《一名医生的审判中欺骗的数据，以及正义》的文章中描述了该案件。他引用了坦迪的话，"赫维茨医生给一个人开了一天服用一千六百颗药物的处方……（他）无异于在街角兜售可卡因或海洛因的毒贩子……面对赫维茨医生被控告，合法地开给病人麻醉药以减轻其痛苦和折磨的百万名医生，你们没什么好担心的。"然而，蒂尔尼嘲笑了坦迪的断言，反而总结道，医师们应当非常害怕。

比利的判罪被美国上诉法庭在第四次巡回审判时反转了。地方法院的法官先前错误地指示陪审团他们不能考虑比利在开具鸦片类药物处方时是否出自善意。在随后一场复审期间，比利摆脱了大多数指控，包括那个宣传噱头——控方激动地挥舞着装有鸦片类药物胶囊的袋子——中的指控。

玛丽·巴卢斯，赫维茨医生的律师和非官方法律顾问告诉我："我成长的过程中，宪法是我唯一的宗教。地方检察官对威廉·赫维茨做的一切，吓得我……简单点说吧，那位地方检察官不应当被准许将玩忽职守罪名化。"犯罪化既增加了风险，又准许地方检察官援引不同的标准呈现证据和立案。

帕特里克·斯诺登是个被开具大量处方药的病人。斯诺登的脚伤得很厉害，因此需要做九场单独的手术，他还曾一度被建议截肢。他的母亲给比利写了封信，感谢他减少她儿子的疼痛并拯救了他的生命。开具一千六百颗药物这一事件之所以会发生，是因为药店卖完了他所需的药物。斯诺登被给予两种新的处方药，药效略低，而且这一情形之后由于一项办公室工作错误被加重了。斯诺登从未在一天中服用或打算服用所有新药，他完全清楚合理的处方药量。指控聚焦在开具的药物数量上，为的是混淆公众和陪审团的视听，他们并未把麻醉药的实际效力考虑在内，也没有把长期治疗通常导致耐药性考虑在内。控方将医生的办公室描绘成一个等同于鸦片窝点的所在，或者是一个等同于现代的强效可卡因屋，里面尽是些语无伦次或在睡觉的人，手臂上留有用过毒品的痕迹。辩护律师坚称，对很多饱受慢性痛苦的病人来说，如帕特里克·斯诺登，比利是他们最后的救命稻草。

　　复杂化的问题，以及最终导致重审的更多判罪，体现了政府的观点，即结果证明为病人开麻醉药的赫维茨是毒贩或药物滥用者，因此，他的行为超出了合法的医学实践。陪审团认定他犯有兜售药物罪，因为他们相信，他忽视了某些病人转手重新卖掉药物的迹象。比利反驳道，他是一名医师，而非警察。他争辩道，当应对饱受折磨的病人时，期待他能像一个侦探那样行动完全不合情理。

　　陪审团被要求为提供给十九个不同的病人处方药的案子作出

判决，这等于把十九起涉及疼痛管理的不同的过失案绑在一起，而且之后运用的是刑事而非民事标准来达成一项判决。2007年4月，重审结束了，赫维茨被认定共犯有十六起兜售药物的罪行。当蒂尔尼稍后采访陪审员时，他们对那名医师可能面对十年及十年以上有期徒刑毫无所知。陪审员们希望比利被判处至多两年半有期徒刑，而他已经服刑有这么久了。

我的朋友史蒂夫·帕西克医生是一名心理学家，也是心理药理学方面的权威，他来自纽约斯隆—凯特琳癌症中心，是在比利案中作证的专家证人。史蒂夫给主审法官写信道：

亲爱的布琳克玛法官：

我替我的同事威廉·赫维茨医生写这封信，为的是当您考虑对他判刑时，能参考我的想法和观点。赫维茨医生是个有奉献精神、有原则的医师，全心全意考虑病人的福利，考虑改进这个国家的疼痛管理。无论他犯了什么错误，他都致力于这一目标，将其放在首位。抛却那些修辞，他并不是一个在花园里蹲守的毒品贩子，我认为你觉得他是。他是个聪明且有奉献精神的医师，从不犯错误。疼痛管理是个复杂且困难的事业，在该事业中即便是最聪明的、最体贴人的医师也会被欺骗，甚至更糟。更重要的是，赫维茨医生从事疼痛管理时，该领域试着历史性地将过去的不正义抹去——让鸦片类药物使用自由化，倾听且信任病患。这一真实偏见可能在他偶尔的轻信甚至粗心中扮演着一定角色。我从事该行业已足够久，我知道，以前我们领域内的成员没能智慧地处理药物滥用和分发的问题。我们常常会宣讲道，如果你没有不时且再次被欺骗，那么，你便没有足够积极地治疗疼痛……我可以告诉你说，从那以后，疼痛管理的修辞和实践有了迅猛的改变。在今天看来算难以置信的疏忽之事，在当时，不过是常见的实践罢了，赫维茨医生决心尽其所能从事该实践以救助他的病人。

然而，疼痛管理发生了变化，在今天，你却将判他的刑，你的行为将会被今天的疼痛医师解读。我们身处的世界，医患关系已遭到变质的规则环境的重击。医生已经被逼得在实践中扮演执法人员的角色，而结果是，照顾愈发缺少同情心，双方愈加缺乏信任。在每一个转折点，医生们非但没觉得精神得到放松，反而担心他们所从事的医疗实践的安全性，担心他们会被视为毒贩。当人们老去的时候，我们需要的可不是这个，那时，我们需要对那些疼痛者表现出更多的同情，而非更少。你的行为会打击医生被视为罪犯这件事，以及那些疼痛者的同情心。

我记得许多年前在美国疼痛协会的一次会议上见到比利时的场景。我必须承认，当时我并不理解他为何自愿承担权威的角色以及让自己置身险境——充当献给疼痛管理的一只羊羔。但有一件事我可以肯定——这个男人几乎比我那时候遇见的任何人都要懂鸦片类药物和疼痛管理。他当时跟我谈的是使用低剂量的对抗药增强鸦片类药物的效力，这发生在我听人谈起足足十年之前。他是个受过良好教育、有奉献精神、值得信赖的人。他希望最好的事发生在病人身上。

我希望这封信能使您对赫维茨医生产生同情、理解和仁慈之心。我感谢您考虑我的意见，感谢您尽一切努力让赫维茨医生、疼痛管理在法庭上迎来公正的一天。

真诚的，

史蒂夫·D. 帕西克哲学博士

约翰·蒂尔尼通过最后声明结束了他关于比利案的文章，他说："如果我是一名治疗疼痛病人的医师的话，即使赫维茨医生下周无罪释放，我也不会对他的胜利感到很是安慰。直到开处方的医生被州医学委员会评判，直到 DEA 和联邦检察官开始用刑事法庭来规范医学界，我才觉得安全。州委员会的成员并不总在做出正确的评判，但至少他们晓得，他们的工作远比数药物数量意味得更多。"

政治科学教授罗纳德·T. 莉比曾呼吁医学协会发起一场全国性运动，以结束对医生不公正的刑事指控。他写过关于一名家庭医生詹姆斯·格雷夫斯的文章，格雷夫斯主修疼痛管理，被控告犯有诈骗、交易毒品，以及过失杀人等罪行。这代表州头一次成功地在医生身上运用——或在莉比看来，是错误运用——《反有组织犯罪及腐化组织法案》(RICO)。过失杀人指控声称，他给上瘾的病患开了处方药，患者因为过量用药而死，医生在此表现出"难辞其咎的失职"。2002 年，陪审团认定他罪名成立，法官判处其六十二年有期徒刑。

一份全国范围内的调查有了应该让人放下心来的发现，在1998 年到 2006 年间，只有千分之一的医生被指控犯有开具鸦片类止痛剂处方的罪行。这些案子大约三分之二牵涉到的是州医疗委员会或 DEA 的管理指控，剩下的三分之一则是刑事指控。76% 面对刑事指控的医师被指控贩毒或药物诈骗，6% 的医师被指控谋杀或过失杀人。

令人失望的是，该研究声明数据基于控告，而非调查，因为毫无疑问，被调查的医师数量远远多于被控诉的医师数量。除此之外，调查将控告对象限定在医师，排除了诸如金和埃米之类的护士，这进一步低估了控告的数量。

第十八章　归来

　　埃米和金从未被正式通知案子已结束，她们可以重回岗位。每一天埃米都会打电话，请求回到医院。每一天医院的负责人都说了不。就这样一来一回，有好几个月，直到有一天，埃米来到医院，参加与护理部门的副主席和主任的定期会议，会议的主题是重回岗位。那个时刻，她和金期盼许久，但它带来的不只是情感的洪流，还有再次与奥尔加共事的不确定性。

　　"老好人奥尔加，"埃米告诉我，"因为某些法规保护吹哨人，结果证明，她比金或我整体上有着更多权利。她有权控告我们，她有权重新回到原来的岗位，而且医院还得小心伺候着，不让她的职位以任何方式受到损害。然而，医院负责人面对的问题是，我再也没有与她共事的意愿。他们认定我们会坐下来，来一场不错的成人之间的谈话。我说好的，但这听起来是个糟糕的计划。我就是无法想象将我们放在一间屋子里的场景，无法想象我们将会进行一场文明的对话——因为我仍然想揍她一拳！

　　"然而事实却是，为了重回工作岗位，我们几乎会做一切事情。结果，每个人都准时来到了医院，准备参加和解会议。那是我自奥尔加起诉我们后第一次见到她。护理部门的负责人说：'我只是希望你们大伙能随便谈谈。'我记得自己当时想着，随便谈谈？别开玩笑了！"

与此同时，奥尔加在桌子另一边无声地坐了下来，手臂交叉在胸前。埃米和金交换了一下眼神，一齐看向奥尔加。整间屋子鸦雀无声。

最后一个负责人说道："有人想要先开始吗？"可问题之后是更多的沉默。在好像过了数个小时后，埃米发言了。

"好吧，我先说。"看着原告，她说道，"奥尔加，你永远不知道你对金和我都干了些什么。你永远无法明白。你起诉我们犯了我们没犯的重罪。你毁掉了我们的假期，你毁掉了我们家人的某种情感。在我们是谁，我们在做些什么的问题上，你彻底地毁掉了我们。我觉得这实际上就是我现在想对你说的。"

奥尔加坐在那儿，手臂交叉，回复道："好吧，你不知道我是什么感受——知道你们俩杀了某个人。"

"当然，金变得歇斯底里，开始哭泣。我便说：'这场会议到此结束。来吧，金，我们走得了。'在那个时候，金彻底失常。金开始啜泣，跑到大厅尽头。最后，她倒在地板上抹眼泪——看见她那样真令人难受。"

根据金的回忆，是她而非埃米在会议上对阵奥尔加，而且奥尔加回复她："哦，是吗？好吧，我永远无法忘记你是怎样杀死那个女人的。"

这句评论之后，金记得自己站起身，大声宣布道："这场会议到此结束！"

但是金告诉我，在那之后，她立即情绪崩溃。她的记忆是碎片式的，她解释说："我不知道自己是如何走到大门那儿的，但我一到走廊里便开始啜泣，跑了起来。我忘记了自己在哪儿……我找不到路出去。埃米抓住我，她和其他人把我扶到一间屋子里，直到我能恢复过来。我无法相信会有人觉得我杀了一位病人……鉴于我所经受过的一切——当我还是个小孩，在成长期间我生理和心理上经历的种种——或许，奥尔加的话有这样的影响，毫不意外。"

当金详细讲述那令人痛苦的对峙时，她仍然很激动。她请求在向我描述她如何重回肾脏科岗位之前，给她几分钟平复心绪。她记得自己感觉："回去工作非常非常紧张。我不知道我的同事在想些什么。毕竟关于发生了什么，医院并非真的很开放或者说乐于向肾脏科的职工提供信息。我试着将我的同事看成旁观者。我不能指望每个人都站在我这边。在这一切发生之前，很多人是奥尔加和我的朋友。即便她犯了巨大的错误，但指望他们不再做她的朋友并不公平。因此，我试着让我自己准备就绪，知道奥尔加会在医院，回来工作，这让我恨极了，其他人却不会那般。更重要的是，我不应当指望他们像我那样，因为那不关他们的事。"

当我们谈话时，金突然回到她更常见的愉悦又热情的状态。她一边对着我大笑，一边说："我回到医院的第一天，我觉得自己会尿裤子——尿在抽屉里！可最终，我对人们的行为方式感到又

236

欣喜又讶异。我知道，我在那儿工作了很长一段时间，我在那儿上学，等等，但大家对我的支持是令人吃惊的！我甚至无法告诉你我的感觉如何。我最好的朋友道恩在医疗中心的停车场露了面，还带着一杯唐恩都乐咖啡，以及那些小小的信封——十二个小小的信封。她说，'你今儿有十二个小时得熬呢。每个小时打开一个信封，你便知道我在支持你。'在大大的拥抱之后，我拿走了信封和咖啡，大步流星地进了电梯，走向肾脏科病房。"

"我回来啦！我熟悉了一下我的工作，检查病人的身体，报告床单的使用情况，与此同时，每个人都在说'早上好'，还有'你怎么样？'以及'见到你真好！'我听先前轮班的护士作报告。我向上看，黄医生抱着一大盒歌帝梵巧克力接着来了更多拥抱和祝福。那天早上十点，我收到一位好朋友送来的一束花。大约两个小时过后，我又收到另一位密友送来的花束。之后，护理部的副主席下来看看我这一天过得如何——确保我感觉舒适自在。许多医师都来了，他们向我表达了他们的支持。人们让我回来工作，这件事变得非常非常容易。更重要的是，我每个小时都会打开一个信封，看看道恩的小卡片。这一切真是棒极了！"

另一方面，当埃米回忆重回岗位的时候，她给人的感觉却阴沉得多。"管理部门决定让我们三个人在同一楼层工作，这并不是个很好的计划——没开玩笑。他们把奥尔加调到另一个病房，而金和我则回到了肾脏与移植病房。

"我们都回来工作了。但是头几周，当从机器里面取出吗啡时，我不得不说，我有点担心，担心有人在监视我，或是担心我会做错什么。我开始质疑关于自己、关于护理的每一件事。这就是我打算从我们临床阶梯走下来的时候——我放弃了我工作中的管理部分。我只想成为一名普通护士。医疗中心的首席运营官发现了，他对我说，临床阶梯是用来往上爬的。我对他说：'好吧，我的理解是，如果是个梯子，那么可以往上爬，也可以往下走，而我，打算选择往下走。'

"我走了下来，待在我现在的岗位上。钱少了些，名望少了些，尊严也随着该决定一去不复返，但我觉得满意。当州警察来到你家门前，当然会让某些事被照进别样的光。

"又过了好几周，我意识到没有人正式通知我们案子已经结束。我和首席运营官预约见上一面，告诉他，头上悬着一场公开的谋杀调查是何滋味，我还问了他，他是否有办法告诉我案子情况到底如何。他接起电话，打给一名医院律师，在简短的对话过后，他看着我，说道：'案子结束了。案子全都结束了。'"

金显然从不知道埃米和首席运营官之间进行了这场对话；或者，她明白无误地察觉到，实际上并没有谋杀调查的限制法规。在我们之间的一次交谈中，她宣称："与此同时，我领会到，我们的案子从热门话题变为冷门话题。地方检察官没有找到任何违法的地方，因此，我们的案子就成了他们碰到了才会去处理的那种。我可不晓得他们是否会碰到我们的案子。他们本应该通知我们，但是，我们没有从任何人那儿正式听说任何事。"

在试图与地方检察官威廉·贝内特交谈方面，我的努力并不成功，最终，我请来一位律师友人，让他帮助我澄清案子的状况。两天之后，我收到了一封电邮，里面写道："地方检察官办公室有点讳莫如深，只说调查没有行动，他们未来也不会积极地展开调查。"

邮件继续："阅读以上部分，我的总结是，地方检察官什么都没找到，也不会找到什么，而且，无论是何种意图和目标，案子都已经结了。或许，只不过是地方检察官的自我主义在阻止他像我这么说罢了。"

好吧，或许是自我主义，但我认为更为现实的是认识到，这些案子从来不会结束的原因是出于慎重的因素——在金和埃米再也不会被控告行为不当的这起事件中，调查的记录可以轻易获得。

奥尔加感到痛苦，因为在她看来，案子遭遇了暗箱操作。她回到了贝斯代特医疗中心，在综合医疗室工作，而非肾脏科。她重拾了与医疗中心里职工的友谊，试着克服她对地方检察官办公室、对医院的沮丧。在我和她之间的一次电话访谈中，我告诉她，我欣赏她站出来吹哨子的勇气。然而，她却并没有把我这句话当作赞美。相反，她向我描述了她的经历，有一次，轮班结束，她去换衣服，没成想发现有人在她的衣柜上粘了一个口哨。她觉得自己受到了侮辱和伤害。

奥尔加的工作经历持续变得激烈，处于风口浪尖。我从一位负责人那儿得知，奥尔加后来又宣称她所在新科室中的一名护士助理要对另一位病人的死亡负责。几个月过去了，当我接近那名被控告的护士助理，她仍然非常沮丧，以至于不能在录音机上谈谈发生了什么。从我能搜集的信息看，奥尔加认为，那名护士助理强而有力地抽吸一位昏迷病人的嘴，而那加速了病人的死亡。医院随后进行了内部调查，那名护士助理被免除责任。

鉴于这最近一次露面和她对金与埃米的谋杀指控，似乎在奥尔加的眼里，世界是混乱无序的，住的都是冲动的人，行为举止可能既不合乎伦理道德也不合法。她清晰地感觉到，她被迫积极处理这样的情形，吸引当局的注意力，让当局调查并惩罚他们。奥尔加也依赖外部的限制——法律、惩罚，诸如此类——来保持安全感。许多人接受有组织的宗教提供的信条，并明确地定义了生活的戒律，可以在医院的规则和约束的环境中得到安慰。与金和埃米明显不同，奥尔加的道德框架遭到其他护士自愿跨越界线减轻痛苦的威胁。

最终，奥尔加对破例没有兴趣。尽管我认为贝斯代特三名职工间的冲突，是美国对姑息医学哲学不安态度的征兆，但在另一方面，我觉得它不仅产生于信仰间的冲突，而且产生于人格间的抵触。不幸的是，奥尔加发现站出来指证别人，会使悲剧突然降临。

一次，在肾脏科护士站和埃米进行随意交谈期间，她咯咯笑了起来，描述她有一次意外撞见奥尔加·瓦斯克斯的场景。"我正从雇员药房那儿出来，"她说，"然后我们，嘣"——埃米拍拍双手——"撞到彼此。"

"那一刻，当我道歉的时候，我甚至还没有意识到对象是谁，我说，'我很抱歉，我刚从药房里走出来，眼睛紧闭。'

"奥尔加机械地说'我也很抱歉。'然后她意识到对方是我。她变得非常活跃，大声叫起来，'哦，我的天哪，我无法相信，竟然会是你！哦，我的天哪！我很抱歉，很抱歉。'她一个劲儿地道歉。

"因为是午饭时间，而且走廊里可能有三百人，我们没能说更多。我好久没见过她了。她剪了头发，看起来很不错，我告诉她'你看起来很美'。

"她说，'我对我做的一切感到很抱歉'，她的话打得我措手不及。我觉得她其实想说，'你能原谅我对你做的一切吗？'而我回复道，'可以，我可以原谅你对我做的一切。'"

我这时插了句嘴，询问道："你可以原谅她吗？"

埃米回答道："完全可以……但这并不意味着我不想向她反击。但是我可以原谅她。"她发出一阵狂笑，"我能把她撞倒在地，使劲地踢她，但是我也可以原谅她。"更多的狂笑。

"永远揣着积怨并没有任何好处，而我不知道她脑子里装了什么。我真的不知道。那不像她。她很友好，常去教堂，畏惧上帝，简直是再生的基督徒。她有价值观和道德观，她待人亲和。她很有善心，无微不至地照顾她的病人。我从未听说有关她的抱怨或听到她抱怨——从来没有，从来没有，从来没有。控告来得出其不意，真是一件怪事。"

在我随后与奥尔加的一次交谈期间，我问起她有关她和埃米撞见彼此的事。她解释道，自从她们最后一次说话，已经过去两年。她记得埃米在走廊里拥抱了她，她回抱了她，并且哭了。与埃米的描述形成对比的是，奥尔加否认收回她的观点或者是道过歉。她确实抱歉，但并非针对牵涉到那一谋杀指控时她所思、所说，或所做的一切。

第十九章　从法官席看到的风景

大多数牵涉到无辜的护士和医生的指控案件之所以发生，是因为临床团队内部存在纷争，被牵涉进的家庭仅仅是次要的。原告通常是医疗机构中的职工，他们在临床决定中不能发声。他们可能在医疗等级制中处于很低的级别，而且他们对当前的姑息医学规范不熟悉，感到不自在，或者无法接受。谋杀指控的提出来自一个思考过程，在该过程当中，三分之二的情感因素战胜了三分之一的认知因素——它们代表了不同信念和人格的冲突。但是，这些谋杀指控，部分也可能是因为认识到了一个真正的或主观上的医疗错误，而且对原告来说，这些错误是故意的，比如金执意不给罗西供氧，或者是认为临床医师违背了医学指导原则。

最有效的法律辩护形式，是一开始就没有以上这些因素。马里兰州的一名首席检察官助理杰克·施瓦茨，在巴尔的摩办公室的一次约见中对我说："要让护士助理不去找律师，得通过教育，告诉她为什么停止透析是可以的，为什么拔掉饲管也是可以的……即便那个护士助理有宗教信仰，如果她濒死时，她不希望任何人撤去维持其生命的医疗手段，也需要在智识上对其施加影响，以免情感上的反应导致她迈出不幸的第一步，最终引起一系列的法律事件。"

施瓦茨的观点是，需要更好地理解医疗护理行业做出的决定是如何运行的，必须澄清的是病人或代理人有权提出请求、推迟，或拒绝治疗。他提出的解决办法是要求教育上的努力，涉及与病患产生联系的所有人——从清洗地板和清理卫生间的人开始。需要延伸的教育以表明运用这些权利有多么复杂——它要求有巨大的勇气作出决定，停止延长生命的治疗手段——而且，还需要表明为何这些实践中产生的死亡，都并非等同于临床自杀或谋杀。

然而，个人却可以正当地提出质疑，质疑教育是否是唯一的解决办法，或者质疑是否还需要其他的东西。我认为不赞成姑息治疗规范的人已经明白，做出结束生命的决定有多难，但他们不会认为该决定在道德上是可以接受的，无论在任何情况下——解释都于事无补。看起来，在某种程度上，似乎有必要在医疗实践中对个人良知的行使作出更细致的政策决定。也许教育的努力需要在决策过程中得到医学层次的下层代表的补充。

杰克·施瓦茨在自鸣得意地笑，但当他说以下这些话时，却也相当认真，他说："与此同时，首席检察官还需要对付少数疯狂的医生，疯狂的护士，或者误入歧途程度很深的医疗护理从业者，他们犯了法，谋杀了病人。执法人员不能说——比如在拉斯维加斯——医院里无论发生什么，都要让这些留在医院里。相反，总需要偶尔进行调查。如果有人投诉，那么，需要基本地理解其中的伦理——因为在很多州，比如马里兰州，法律追踪的是伦理。法律建立在伦理概念的基础之上。"

首席检察官是州内主要的执法人员，扮演着很有意义的角色，他们可以在阐明"为什么当医疗机构的职工用文件证明采取了正确的医疗措施时，法律不是停止维持生命的医疗手段或提供止痛剂上的阻碍"方面发挥重要作用。如果首席检察官对当前的医疗实践不熟悉，那么他们需要咨询知识更渊博的同事，诸如杰克·施瓦茨，而且，他们还需要与医疗职业委员会形成更为紧密的工作关系。作为调查的一部分，亚利桑那州的法律现已要求向姑息医学专家咨询，这一政策应当在全国范围内采用。

罗西的案子发生马萨诸塞州西部乡村地区，但可以轻易地想象，一个重大的灾难性事件，可能会怎样撕裂社区的社交网络，最终导致相似的控告。紧随卡特里娜飓风的是，谋杀指控对准了新奥尔良州纪念医院里的安娜·波乌医生和两名护士，而且，该谋杀指控使得路易斯安那州通过一项法律，重新定义医师和其他医疗护理从业者在应对灾难时扮演的角色。立法改革授权医疗小组复审临床医学的案子，那些案子被地方检察官或者首席检察官视为刑事案件，他们还为医护人员义务提供保护，号召一旦总统或州长宣告进入灾难状态，新的标准护理指导原则可以立即适用。

路易斯安那州跟其他州一样，已经有《好撒马利亚人法》^①，旨在为医疗护理从业者提供有限的保护。到达事故现场、提供无偿服务的医生，法规保护他们免于遭到医疗不当的指控。新法可以被视为《好撒马利亚人法》的扩展，以鼓励医务人员在不冒诉讼风险的情况下对灾祸作出反应。

对医疗机构来说，另一种预防案件上升到刑事问题的方式为，发挥好内部系统的优势，报告、检查关于护理的投诉。例如，贝斯代特已确立多重手段，让职工能表达对病人福利的关切——该医院真诚地想知道每一个可能的实践错误或判断错误。职工可直接找到管理者，向一个特定的电话号码留下自己的语音信息，或者给一个特定的邮件地址发电邮。投诉可以实名也可以匿名。每一家医疗机构应当有相似的警告和通知机制，同时伴随必要的委员会，探究职工的担忧，采取正确的行动。现代医疗中心有着追踪药物使用和病患死亡的传统，当这些因素与职工的投诉加在一起，彼此之间的联系便会产生数起牵涉连环杀人犯的逮捕案。投诉的人因其站出来的勇气、试图纠正他们以为的错误或者破译复杂的议题，当为人激赏。

案子不管是在内部处理还是在外部处理，对它的调查都应尽可

---

① 《好撒马利亚人法》(Good Samaritan Statute)，在美国和加拿大是给自愿向伤者、病人救助的救助者免除责任的法律，目的在使见义勇为者做好事时没有后顾之忧，不用担心因过失造成伤亡而遭到追究，从而鼓励旁观者对伤、病人士施以帮助。在其他国家和地区则有不同的法律规定。

能少点戏剧性地进行。仅因为有人投诉，人们不希望因此不可挽回地破坏那些正努力提供姑息治疗的人的生活。起初，我对自己不得不在贝斯代特案结案很久以后弄清它感到稍稍恼火，而现在，我钦佩这家医疗机构，因为它是如此有效率地保持了机密性。

调查一旦进行，即便一个临床错误被人发现，还可以采取措施，而不必诉诸过度严厉的惩罚性手段。可能需要简单地调整某些临床条约草案，或者转向能咨询的专业管理委员会。在所有这些案件中，一个人要是想避开执法人员对一事件过度迅速的回应，结果可能证明，要么是误解，要么是品质护理的缺口——但绝非犯罪行为。

我想进一步从执法人员的视角看待此事，想去探究金和埃米的回应是否合宜，我决定约见一名法官。法院里面有安保人员，扫描了我和我的所有物品，法院外面则有自动武器装备的警察，显然是在巡逻，他们看起来全都像之前曾在国家橄榄球联盟中当过中后卫。显而易见的是，他们当然不是那种相对娇小、友好、在机场安检线那儿能够看到的那种人。我的录音机在他们眼里很是可疑，立即被没收了（而且再未出现）。

在我真的与美国地区法院法官凯瑟琳·巴沙姆（并非她的真名）坐下来之前，我已经对处在她的位置上的某人面对的安全和危险印象深刻。我曾得知，意大利或拉丁美洲的法官有被谋杀的风险，却不知道美国的法官也同样如此。巴沙姆曾审判过一个案子，主角是名医疗护理工作者，那人被查明犯有多起谋杀罪，被判处终身监禁，我找到巴沙姆，是因为我觉得她熟悉涉及医护人员的谋杀指控案。尽管我并无任何罪恶意图，但法官和我一起坐下的时候，我还是心跳加速。金和埃米曾向我表达了她们对成为嫌犯的恐惧，而去法院拜访时，我可能也体验到了一星半点的恐惧。

巴沙姆知道，很多遭到指控的医疗护理从业者，他们没有任何恶毒的动机，而她的建议显然富有同情心，而且真诚。

"如果我隔壁邻居是位护士，"她告诉我，"而且她敲我家门，为刚被控告谋杀一位病人寻求建议，我头一件会做的事，便是让她坐在我的起居室，给她一杯烈性饮料。然后，我会解释她需要'找律师'。她必须立即找到并雇用州内最好的刑事律师，让律师在过程中代替她。这样会花费巨大，但如果她打算卖掉房子再筹资金的话，那就没什么关系——谋杀案中潜在的重罪允许你花费任何代价。

"她的职业、与亲人之间的关系、自由，以及生活，全都受人威胁。她不得不避免雇用收费廉价但提供法律服务的律师这一诱惑。我的邻居的确不应当接受来自与其意气相投的律师提供的善意协助，这样律师会根据她的意志草拟合同。她需要的是最成功、最有经验的刑事律师，需要这种熟悉她所在州的法律体系的律师的积极关注，虽然这是完全不公平的，但她不会像经历过此事的人那样从这场磨难中走出来。

"她也需要避免对警方的调查员多说一个字——这些人可能看

起来很有兴趣清理这一'误解'，但是，她不得不懂得他们的动机和目标，并不必然同她的一样。'找律师'基本上意味着闭嘴。护士和医疗护理从业者习惯站在别人的角度帮助他人，可现实情况为，唯一需要帮助的人是她自己。她需要依赖接下案子的精于此道的刑事律师提出的建议。"

巴沙姆继续解释，毫无疑问的是，执法部门中的每个人看这个世界都有点偏见。自愿帮助理清控诉的同一警察或者地方检察官，他们已经见过太过的尸体和受害者，以至于无法相信清白无辜。他们的世界观中有着明确的信念，即每个人都犯下了某些罪过，而他们的角色是找出并惩罚不法之徒。可能并不令人讶异的是，控告和发现哪怕最小的医疗过错——比如没有让一位同事看到浪费掉麻醉药——的结合，在他们眼中相当于三振出局。巴沙姆的描述富有启示性，而我也更充分地领悟到，在罗伯特·韦策尔案中，为何犹他州的地方检察官办公室会越权，为何首席检察官助理查伦·马隆和其他控方直到今天仍然相信，韦策尔逃脱了谋杀罪的惩罚。

在各自独立的访谈中，我发现巴沙姆和施瓦茨，都深思熟虑，而且十分有趣。他们俩每一个都有着讽刺之才，风趣之思，不时打断我的观察。我已经变得习惯那种嘲笑式的幽默，让医务人员在痛苦和身体恶化的丑陋中发挥作用，而这些执法代表的有趣评论似乎也来自类似的地方。我被迫得出结论，尽管她们可能并不觉得幸运，但是金和埃米，她们其实幸运到不可思议的程度，大法官并没有判处她们有罪。她们的命运，原本真的会在法院那个大房子中结束。

十年前，一位叫安·阿尔珀斯的律师在《法律与医学伦理学期刊》中发表了一篇有先见之明的文章：《犯罪行为还是姑息治疗？涉及濒死者之护理的控告》。阿尔珀斯翻开八年中的案子，至少二十三起是对职业护理者的调查，八起是刑事起诉，四起谋杀审判，还有两起医师定罪案。在1935年到1990年间，美国只有十名医师曾被控告杀死病入膏肓的患者，这些医师没有一个曾入狱，她被迫得出结论，这代表控告中巨大的增长。

韦恩堡的印第安纳大学—普渡大学的斯蒂芬·齐格勒教授展开了这项工作，尤其对检查涉及处方药的控诉案感兴趣。在读了齐格勒教授数篇关于控方律师对安乐死，或积极使用鸦片类药物案子的观点的文章之后，我和他有过接触。斯蒂芬先前在得克萨斯州的赫斯特当了十年警察和侦探，在成为学者之前，他还当过助理检察官、辩护律师，以及美国缉毒局中的课题组主任。

斯蒂芬坚持认为，州检察官做出的很多调查、送交，或控告的决定，并非出于过度热心，大部分是因为开处方或相关医学实践知识不足。他认为，对州医学委员会来说，存在一个扮演领导者角色，成为可靠的信息源以及法律界和医学界的"清算中心"的机会。他觉得有必要采取综合措施，好处理临终议题上对医师和护士的指控。他建议道，药物和医学监管机构——广义上包括当地检方，当地警察，还有缉毒局——每一机构都有权调查医师或护士，但是，如果有一个地方来寻求这些复杂问题的答案，那将大有裨益。每个州的医学委员会内部，还应当设立临时委员会，当复杂情形出现时提供专家意见和建议。这临时委员会的成员应当包括学识渊博的人，他们很了解现代疼痛管理和姑息医学，也熟悉国家和当地的生命伦理学标准与医学规范。

我们所在地区的透析诊所每年都会举办服务活动，以纪念此前十二个月中死去的患者。活动根据诊所不同而有差异，但每一个活动都向病患家属和诊所职工发出了邀请，以找机会再次相见，回忆多年来的治疗与每一起死亡的情形。服务活动有时在最大的医院礼堂中举行——能足够容纳活动人数——其他时候则在当地教堂。在任何一个聚会场地，服务活动都旨在与基督教合一，包括了来自多元信仰、多元族裔中鼓舞人心的阅读、诗歌，以及音乐剧选萃。服务活动总有一块软木板，家人可以用来展示他们已逝亲人的照片，还有点燃蜡烛的仪式，在仪式中，每个病人的名字都会被念到。活动中家属有机会同诊所职工一起进餐、回顾酸楚的记忆，以及表达感谢。

我试着定期出席这些纪念服务活动，因为它们给了我一些必要的反思时刻。如今，正像我提及的那般，新英格兰地区诊所中，十分之四的死亡发生在病人、家属，或者医疗从业者做出停止透析的决定之后。有时，我认为那些人特别勇敢。望着数以百计有着相似冷峻表情的人，不可能找出死亡种类的差别，或判定这些死亡类型是否对丧亲者有着不同的影响。我个人仍然乐见到，停止也是一个选择。

在过去的七年间，我一直反复思考金、埃米，以及奥尔加说的话，对她们每一个人我都极其钦佩。病人之死与贝斯代特职工的描述，共同启发我开始了一场旅程，使我试图弄明白一些事，不仅涉及他们个体间的冲突，而且还包括我在美国——就那一点而言，是世界范围内——发现的正在进行的相似控诉。我发觉，护士和医生越来越多地彼此控告谋杀了他们的病人，大多数意见不一致，在医疗机构内部都由所罗门式的管理者平静地处理掉了，有时，意见不一致会被医院伦理委员会或者州注册委员解决。偶尔，意见不一致会引起执法部门代表的关注，之后成为刑事问题。在所有这些案子中，被告与原告都受困于社会在临终议题上的巨大疑惑中，也受困于社会在病入膏肓的患者选择拒绝接受治疗或撤去治疗的矛盾中。

二十年来，医学伦理学家一直坚称，拒绝给予和撤去延长生命的治疗手段之间，道德上是等同的。与此相平行的是，在美国，法院作出的一致判决，认为这些医学实践同等合法。然而，泰里·斯基亚沃案和它振兴的联盟现在却与这些判决之间产生了争论，他们的观点与天主教教义、正统派犹太教徒持有的态度中更为保守的部分产生共鸣，他们质疑自主权在伦理原则中的支配地位，质疑人们评价生命质量的权利，质疑对预设医疗指示的依赖，质疑拒绝给予和撤去治疗手段是否在道德上、在法律上是相等的。

他们宣称，不继续进行治疗充满了困难，而且他们断言，人工营养与水合作用永远不该完全停止。

国际上，这些相同的议题正处在积极的争论中，且在南欧、北欧、中东、东亚，第一世界国家和第三世界国家的医学实践中存在着显著区别。现代医学医师面对的全球挑战是顾及濒死患者不同的请求。一方面，医学想回应病入膏肓的作家苏珊·桑塔格的要求，她曾清楚表明，希望医学能尽一切努力治疗她复发的转移癌。另一方面，如果病人不愿意，医学无意强迫维持病人的生命——比如温斯顿·丘吉尔，他曾花费代价维持生命，在年老体衰时，他评论道，早先的五年中，"我对活着毫无渴望。不——当死亡的时候，我不应抱怨，我不应喵喵地叫唤。"普利策奖获得者、专栏作家阿特·布赫瓦尔德在他患糖尿病、末梢血管病，以及慢性肾病期间，也形成相似的观点，他认为"足够便是足够"。当下的医学实践允许他停止透析。当布赫瓦尔德住在安宁病房时，他的床畔迎来了很多朋友、家人和社会名流，他通常打趣道，"死很容易，停车却不容易啊"。

我最大的希望是，公共话语将快速越过争论和谋杀控诉的感性层面。相反，极需进行有意义的对话，借此产生经过深思熟虑且平衡各方的政策。最终，姑息治疗从业者和前述联盟的成员，都渴望会出现有同情心的针对临终议题的医学实践，这些实践令人尊敬且灵活地为拥有不同信念的病患、家属和医护人员导航，寻找正确的方法。

第二十章 继续前行

2005 年，我在餐馆安排了另一场与埃米的正式访谈。我在北安普敦一家咖啡店外看见了她，那一幕伤透了我的心。她故作轻松地戴着一顶白色棒球帽，来藏住她因最近一场化疗少了的头发。埃米冲我微笑，还借给我二十五美分让我停好车。她体重减轻了二十磅，之后我在餐馆里看着她吃下了总共三勺食物，若非她身体状况如此，本会是很好的一餐。她被诊断出患有二期乳腺浸润性导管癌，她做了一场乳房切除术，还准备来第二场预防性手术。我知道她的祖母和母亲都死于乳腺癌，但我不知道，她两个阿姨也死于该疾病。很多年来，埃米一直在参与一个高风险的乳腺项目，但她仍被诊断出患有乳腺癌，只不过是晚来了些许。

"我今天准备好了！让我们预定手术室吧！"埃米在与她的医师首次预约时这般宣称道。

但她不得不等上个十天——"这，"她解释道，"真是无穷无尽的一段时间！我知道，跟别人比起来，我还算快的，有些人等了数周，数周，再数周。这相对来说算是快的了，但却是我从未经历过的最坏的日子……除了跟奥尔加·瓦斯克斯之间发生的小事情外。"她紧张地笑了笑。

或许，我能够或者应当将我们的午餐谈话控制在更令人愉悦的话题上，但大多围绕着她母亲临终前的病展开。埃米对濒死患者的奉献，与他们交流的需求，显然基于这一经历。她解释说："在那段时期，我不过是个傻里傻气的孩子。我当时只有十六岁。现在，我想要坐下来，跟我母亲谈谈死去是怎么一回事……因为那就是我总想从我的病人身上发现的一切——当他们死去的时候，感觉怎么样。

　　"（我母亲生命中的）最后五六个月里，她整个人都很焦虑……生病，生病，生病。但我们从未谈论过死亡。那时，你不会跟人谈论死亡。癌细胞转移到她的肝脏，而她的皮肤都患上黄疸那般黄。她全身湿透可能也只有五十磅，而全部重量"——埃米把手从腹部那儿伸出来——"都是肝脏的。"

　　在午餐期间，埃米和我再次谈到了奥尔加。她总结道："我现在没有愤恨，我完全原谅了她。但是我想知道，她脑子里装了什么。我现在真的很想知道。她所做的一切，如此令人难以容忍。我可没有虚构什么——我们俩之间是如此友好！整件事真可谓莫名其妙。"

　　2008 年，我再次遇见了埃米。这一次，她看起来精神十足。尽管在她将摆脱癌症的神奇五年那个点到来前还有两年，但是她看上去相当健康，而且还对最近参与并完成了一万米赛跑而感到自豪。

　　我们谈论了宗教，她间接提到自己从小被培养成天主教徒。

"我们那样做是因为我们被告知要那么做……初领圣餐，坚振礼，一整套那些。现在，我不再认为自己属于某一宗教，我的爱好不在此。我现在也没真正有个爱好。如果你是一个好人，你会待每一个人都一样好。我母亲过去常说'对别人要……'我觉得那很大程度上就是在向我描绘应如何度过我的人生。我并不特别崇拜任何事物。"埃米补了最后一句，"好吧，我招了，在盛夏时节，我崇拜高尔夫球神。"她和我一起笑了。

很快埃米就陷入了沉思。我回想起和医院里的人打交道，谈论生命的终结。不管你相信什么，只要你觉得舒服就行。

"我尤其记得一个女人，她因为癌症死去，她告诉过我，她看见了死后的生活，在那里，有家人和朋友——每个对她有着特别意义的人——他们围成很大一圈，手挽着手。她相信，当你死了，一个人便退出了那个圈，剩下的人之后重新建立联系。她在考虑在圈的外围向里面看过去……当这个女人对我详细讲述时，我认为这是看待死亡的一种极好的方式。"

埃米解释道，她母亲对天堂也有相似的乐观的观点——天堂飘浮在云顶，每个人都慵懒地卧在躺椅上，与同伴一起闲逛，皮肤是他们一直想要的黄褐色。尽管埃米并不一定准备好要相信这些观念中的任何一个，但她向其病入膏肓的患者透露这些观念时，也没有任何愧疚，那些患者正在寻求其存在困境的回答或慰藉。

埃米直直地看着我，评论道："毕竟，面对那些同临近的死亡作斗争的人，你会说什么呢？"我再一次欣赏起这名护士的表现，她花时间倾听，试着安慰濒死的患者，而我和其他医师则站在一旁，忙活着其他事。

埃米随身带着一封信，内容涉及到芭芭拉·迪兰尼恩之死：

亲爱的埃米：

我经常想起你和贝斯代特的职工，但我直到现在才准备好写这封信。

谢谢你们让我母亲和我的家人在一起度过了最后的欢乐时光。贝斯代特医疗中心的好人给我们办的那场婚礼，改变了我们的生活。你们把悲剧性时刻变成了我们将永远铭记于心的记忆。

艾伦和我已经庆祝了我们结婚一周年纪念日，我们几乎快要庆祝两周年纪念日啦！我真的觉得，因为你们给予我们那不可思议的礼物，面对我母亲的去世，我好过些了。无论何时，一旦我变得愤世嫉俗，或者感觉世界很冷酷，我都会想起我在贝斯代特遇见的那些人，他们富有同情心，对人关怀备至，我还会想起他们无私的行为……我觉得遇见你们所有人是我的幸运。

真诚的，

简·赖茨

2008 年，我同简和她的哥哥肯·迪兰尼恩进行了对话。肯成了《今日美国》的一名记者，已婚，有了一个孩子。他在鳕鱼角描述了简在查塔姆的婚礼，认为它是发生在一间可爱教堂里极好的事情。简如今有了两个孩子，嫁给艾伦无比幸福。她告诉我说，她认为自己是个精神性的人，而不是宗教性的人，而且她相信，她的第一个孩子与她去世的母亲之间存在着特殊联系。芭芭拉临终时患的病留给简一个信念，即家属需要像强势的病患权益代表（patient advocates）那般行动，尤其包括在生命终结时保全生命的质量。

金成功地回到她的护理岗位，在肾脏科与转移病房轮班。她持续受到同事们的高度评论，对她在这家医疗中心里的职位越来越放心。她决心继续她的护理教育，填写了申请，在一个硕士水平的护理项目中取得了令人羡慕的学位。我同一位院方管理者艾琳·格林沃尔德谈到了她的成功，艾琳一想到金最终成为贝斯代特的一名高级护理讲师，就感到兴奋不已。

在这最后一次约见中，金告诉我她外祖母最近去世了，她患有慢性病，糖尿病和肺气肿。金和她的外祖母被叫到重症监护室，那里一名主治医师和一位年轻的住院医师告诉他们，病人拒绝在身体里插进一根管子，拒绝连上一台呼吸机。她的外祖父立即抗议，金对他说："哇噢，外公！你不是必须得喜欢她的决定，但她可以做出这样的决定，应当由她决定她想做什么。"

金对我说："瞥见那些医生看着我对我外公说，我们必须像一个家庭那样行动，真的很搞笑……但是，等我们一进去病房，我外祖父还是崩溃了，他说，'孩子妈，你得试试啊！不要就这么放弃了！你得试最后一次！'"

金对他的反应感到沮丧，抓住他的手，然后转向了她的外祖母。"外公爱你，我也爱你，"她告诉这位濒死的女人，"他不想看见你死去。但是你得明白你马上就要做出的决定，你得接受它。如果他们把这根管子插进你的身体，那么，它可能永远不会被拔出来。只要你活着，如果没有这台机器的帮助，你可能无法再次呼吸。那就是这一决定可能导致的情形。"

金的外祖母恳求地看着她那心烦意乱的老伴，说道："我就是不想那样，别逼我那样做。"

他看着她的脸，整理了一下自己的情绪，说："好吧，无论你想怎样，我们照办就是。"之后一个小时内，金的外祖母用了些吗啡。她的病房里不时进来一连串看望她的家人。好几次，她把埃米单独留下，对她说："你愿意帮助我死去吗？"

金领会到，外祖母说这番话，意味着她听进去了自己说的关于工作的故事，知道金愿意做一切事情确保她自在舒适。外祖母信任她，她的陪伴让她的情绪稳定下来。

越来越多的家人和亲人来到病房，跟她告别，包括道恩——金最好的朋友，在金回到贝斯代特的第一天，她给了金小卡片，帮助她渡过难关。金的外祖母习惯了道恩经常看望她，为道恩在先前三周没能出现感到恼火。在她临终之际，她亲切地大声说道："你到底哪儿去了？"

当金自豪地扬起手，向我展示她外祖母那亮闪闪的婚戒时，她明亮的眼睛在发光。"我外婆信仰上帝，她相信，当上帝准备好时他会带走你。她也认识到——或许是从我们之间的对话之中——医学并非上帝。她想我在那儿，而且她知道，我会在能力范围内做一切事情让她自在，减轻她的痛苦。"

我反复试着打给奥尔加，但总难接通。有时，我会发过去信息，其他时候我不会这样。当我最后联系上她时，奥尔加非常热情，并且对没能打给我，回复我的信息表示抱歉。她很快便告诉了我她的近况。

这次对话很像我们之前的访谈。我的感觉是，尽管身边围着家人和其他人，奥尔加却是一位孤独的女人，迫不及待要与人建立联系，说出她的故事。她描述自己一直是个挂钥匙儿童，和她的表亲们一起下学回家，等待最终回家的辛劳的母亲，这强化了我的感觉。她很少谈到她父亲，但给我的印象是，他在商船队的工作使得他动辄数周、数月不在家。

奥尔加对护士助理这个低职位感到不满，她在职业上有着更高的志向。毕业之后，她离开了贝斯代特，准备去一家需要专门技术的护理机构，从事一个责任重大的工作。我乐见到她继续学业，现在是一名有执照的护士了。她既自豪又乐观，因为她在教育上的成就给她的孩子树立了积极的榜样。

在护理之家，奥尔加照顾了一个又一个濒死的患者。她强调，要照顾到他们所有的需求，实在是很难很难。她持续对病人的家属感到沮丧，对他们很少出现在病人的临终时刻而沮丧。这同一主题与她对罗西最后一次住院的回忆产生共鸣，而我第一次理解到，她的义愤与她的看法有关，她认为罗西的儿子之所以不能出现在她母亲临死的时候，是因为死亡过程被人为地加速了，这使得奥尔加成了罗西之死的唯一见证者。我之前并未充分地领会到，她和金其实有着同样的渴望，渴望病入膏肓的患者在离世之际身边有亲人陪伴。虽然金和埃米毫不迟疑地采取措施减轻了患者的痛苦，但她们的措施，比如停止透析，或者自由地使用药物，却减损了病人的生命，奥尔加发觉这些做法让人无法忍受。而且，在贝斯代特作为一名护士助理，在能力范围内，她无法下达命令，相反，她被迫去安慰病人忍受他们的死亡剧痛。奥尔加认为，罗西本可以从供氧中——或者至少是从戴上一个呼吸面罩中——得到些益处，她可能是对的，但她未被授权，无法采取行动。当她听到金对罗西说死去也是可以的，奥尔加彻底震惊，而这激起了她别的担忧。

我们的谈话以我对奥尔加的看法告终。我觉得她总在尽最大努力维持婚姻，养育两个孩子，照顾她的病人，而且改善他们所有人的生活。我得知过去两周内，她离开了护理之家，到一家社区医院开始了一个更好的工作。尽管这份工作要求她每天早上期都要在四点五十或五点醒来，七点到医院轮班（"不是七点零一分，就是七点。"她澄清道），奥尔加却仍然心怀梦想。2010年，她打算开始学习成为注册护士必需的课程。

在最后一次谈话的几天之内，我收到了好些代表奥尔加的语音信息。她的家庭成员仍对她在本书中的形象有所担忧，他们希望我使用化名。我意识到他们无法对我足够放心，因此我默许了这个请求。最终，本书中只有两个名字被我换掉了——一个是奥尔加的真名，另一个是联邦法官的真名（后一个在访谈中坦诚以待，不希望得去对付她的声明引起的任何后果）。除此之外，其他所有人都准许我详细讲述他们的故事，使用他们的真名。

我未能接触到本杰明·巴布科克的女儿、孙子，或者是阿姨。巴布科克在斯普林菲尔德的一位邻居多丽丝·科斯特洛跟我说了些关于本的趣事，接着打给六个他最亲近的友人，想找到他的家庭成员。尽管没有成功，但是她和其他朋友一致同意，我应当使用本的真名，向这个了不起的男人表示哀悼。

吉姆·多尔蒂是罗斯玛丽·多尔蒂的长子，我在意识到我对他的母亲几乎一无所知后，给他打了电话。他向我提供了些细节，从她长期的健康问题开始，包括高血压、因为肾衰竭而进行慢性透析保全生命，以及因为"像个恶魔般吸烟"导致的肺气肿。她是个非常活跃的女人，直到髋骨、两三根肋骨，以及一根锁骨在一场机动车事故中折断。尽管待在一家康复机构里，接受了全面的治疗，但她从未真正康复。

在那场事故之前，罗斯玛丽一直是个精力充沛且固执己见的女人，她度过了大萧条时期，一生努力工作，照顾她的父母，养育三个儿子，对三个（外）孙儿（外）孙女的陪伴感到满足。根据吉姆所言："我母亲的门总是开着。一个邻居跟她的丈夫、孩子之间存在问题，或者是为生活中的苦差事感到疲劳厌倦来我家，总能喝到宇宙间最糟糕的咖啡——这个话题上我可没开玩笑，因为罗西并不擅长煮咖啡——还有肯倾听的耳朵。信不信由你，那些人来了又来——可不是为了喝咖啡。她爱笑，也不难取悦。在简单的步行中，她都能找到十足的乐趣。她在霍利奥克的街道上走了许多年——在冬季最严寒的日子里，在夏季最炎热的暑天中，她仍然能走上个五英里。罗西总乐意帮助别人，她是一个甘愿奉献，有爱心的母亲、（外）祖母。罗西是个骄傲的女人，待人却始终客客气气的，口中总带着'谢谢你'还有'请'，她从不富裕，而且从不惧怕分享。她受了不少苦，这一点是真的，但她从来没有抱怨过一句，这一点也是真的。她个性要强，为人勇敢。有罗斯玛丽这样的母亲，真是我的荣幸。"

　　吉姆想要我跟金和埃米谈谈，他的家人对她们提供的高质量护理印象深刻。他回忆自己告诉警察的话，他说他母亲在贝斯代特接受的治疗是"现象级的"。吉姆也向我解释道，当罗西的状况并未改善时，他就是最初那个提出停止透析可能性的人。医师评估之后，很快便同意了，透析的停止得到了整个家庭的支持。

　　在罗西的教堂葬礼之前，吉姆接到了一个朋友的电话，这个朋友经营当地的一家殡仪馆,朋友通知他,警察想"暂时扣押我母亲的尸体"。相反,这两个人决定把尸体运到教堂,每个人都在那里等待。教堂葬礼之后,吉姆遇见了一名叫希金斯的中尉,还有一名助理地方检察官。

助理地方检察官问道:"如果我告诉你,有人给你的母亲注射了太多吗啡,你会说些什么?"

吉姆回答道:"跟你说老实话吧,我想知道那个人是谁,以便我说声谢谢。"

他继续向我解释,他完全理解他母亲的身体状况不会好转,而且,如果他认识某个人可以再多给她一点药物,让她自在舒服,他会觉得那是好事一桩,而不是一件坏事。他也告诉我:"如果你懂得我母亲的幽默感,(警察急着得到她的尸体,要别人不能轻举妄动)将会是她最后一次发笑——那分明就是骚乱嘛!"

吉姆代表家人将尸体暂时交给他们,验尸官走上前来,展开了他的调查。当毒物学检查结果并不符合安乐死指控时,按原先的计划,罗斯玛丽·多尔蒂夫人被火化了。她的骨灰仍然在吉姆的衣橱里面。

致　谢

　　我喜欢致谢部分，会很认真地看，而且还获得不少乐趣，跟我岳母看《纽约时报》中的讣告一般。我知道多数读者会跳过这部分，而多数作者也仅仅将其用来感谢幕后英雄——比如，"我想谢谢我才华横溢的文学代理人——哈维·斯诺德格拉斯对我的帮助，让我进步，无人能敌"。不过，我却会频繁且细致地查看致谢部分，为的是获得发现自传式信息或其他细节。不管怎样，致谢部分揭示了幕布后的男女——完全就是《绿野仙踪》嘛。

　　当我还很小的时候，我母亲常常会悄悄对我说："你是上帝最喜欢的孩子。"因为她是我母亲，所以我并未怀疑她的话，但随着《死亡的视线：医学、谋杀指控与临终抉择争议》一书的完成，这些词语却拥有了新的含义。这本书是一场极紧张且私密的奥德赛之旅，而且我并不觉得，当我同时承担医师、丈夫和父亲的责任时，我还可以完成本书，除非我接受了神恩。

这一旅程要求我变得异常具有表现力，能够自我揭示。出于天性和职业因素，我是个倾听者，而非说话者。我这个人基本上胆怯又害羞，直到开始写作本书，还是缺乏不管发生什么也要抓住一位大众读者的渴望。即便是在写本书的过程中，我还是满足于整个人在背景环境中，充当一个无所知的叙述者，但是，有些关于针对医疗护理从业人员谋杀指控的本质的东西，迫使我做出公开表达。虽然我并未遭受到这些指控，但我不寻常的举动，显然与我自己迄今的个人经历和我对死亡的看法有关。

其中的一个经历发生在婴儿时期：我差点儿死掉。一岁时，我突然患上了肠套叠——在这种情况下，弄进去的肠胃镜本身会成为严重的阻碍。根据家人的说法，我被一种简单却新颖的外科干预治好了，如果我不是在那个特定的瞬间出生在纽约市，那项干预是无法及时得到的。被一位专心致志且有创新精神的外科医生照顾，实在是我的幸运，确实，那个英勇的医生拯救了我的生命。

除了我选择将医学作为职业，那一事件甚至还有许多其他影响。举个例子，在小时候，我从没有梦见过，如果生活在古希腊的黄金时代或者维多利亚时期的英国，生活将会怎样，因为那样我在婴儿期便会死去。更重要的是，我一直敏感地意识到自己的有限性和生命的脆弱性，而且我从未因想到死亡觉得怯场。尽管现代精神病学之父西格蒙德·弗洛伊德认为，在我们的无意识中，我们无法抓住巨大的死亡（这就是为何我们在梦里从未死去），我却清楚知晓死去如何容易，且带着这一观点生存下去。我很享受活在世上——但我知道终有一刻，我必然会死去，尽管我的家人将哀悼我的逝去，但是我为知晓世界仍会运转感到欣慰。

相应地，病人及其家属决定接受甚至支持死亡的决定，对我来说也讲得通。于我而言，那些人的生命通过使用医疗手段得以人为延长，他们的死亡则可以通过停止使用这些手段加速进行，真可谓是极其幸运。我现在乐见到他们被给予额外的时间——过去我也这样——并且有时候，我嫉妒他们能自由地告别这个世界，以一种可能称得上得体、可控的方式。

当我母亲被查出患有胶质母细胞瘤——参议员爱德华·肯尼迪死于同一种脑瘤——时，她泰然接受神经科医生对她状况的评估时，我既不惊讶，也没觉得不快。那名医生认为，无法做什么来改变她的命运。她丝毫没有激动的情绪，抵制了任何让她参与无效治疗的诱惑，数周之内就去世了。我对她的决定没有任何不安。

同样，当我父亲患上了尿道感染，家人和我都迫切希望他能用上一个疗程的口服抗生素。但他的精神错乱很严重，好几年没说过一句话，因此，当药物被证明无效的时候，我们在情绪和理智上都准备就绪，如果他的主治护理医师想让他住院，我们将表示反对。医生想要给他用更强效的静脉注射药物，而且他永远无法理解，为何我们会允许脓毒病继续折磨我父亲，为何我们要让父亲死在家里（这发生在临终关怀服务在美国可广泛获得之前）。再一次，要做的一切看起来颇为自然、合乎逻辑，而且正确。

我的经历不可避免地使我成为一名姑息医学医师，同时也是个姑息医学哲学的倡导者，姑息医学哲学中，足够便是足够，死亡并非总要恐惧的。尽管我可能钦佩那些忍受任何折磨，额外多活几个月、几周、几天，或者是几个小时的人，但我却很难完全与他们产生共鸣。对我来说，与一些指责一个人该为患者或意外情况下的死亡负责的丧亲之人——家人、朋友，或医疗护理行业同行——感同身受，也是非常困难的。

本书从我个人角度出发，代表了一次对该议题的谦逊尝试，希望倾听且传达各方的观点。涵盖的话题很复杂，病床边的决定抵制简单的回答。通过写作本书，我力求尽可能不偏不倚，允许不同立场中的肯定观点和同情得到表达。然而，我也有一个立场吗？那是肯定的。

因此，这便是我为何写作此书的背景——非常密切，非常个人化。更为重要的是，如果我没有讲述我医院里三位杰出护士的故事，没有讲述她们在罗斯玛丽·多尔蒂之死上的冲突，等于真的是在犯罪。埃米·格利森、金·霍伊、奥尔加·瓦斯克斯代表了一个未曾提及的职业。我从她们那儿得知，作为一名医师的有利形势有多不对等，而且还得知，要求护士具备临终关怀上更现实、更多面的视野十分必要。我无法充分地表达我对她们讲述各自故事的感激之情。

现在是时候列出这次尝试中协助者的名单了。首先，我必须赞扬我的妻子和儿子们表现出的不可思议的宽容，他们忍受了我在讲清这个主题时间歇出现的兴奋和冲动。我还要感谢家庭中的每个成员——我的岳母迈拉·贝索夫；我最亲爱的朋友贾妮·达尔文；鲍勃和辛西娅·谢尔克勒；还有一大堆侄女外甥——他们耐心地听了我的想法，也阅读、改善和纠正了本书的草稿和校样。

洛克菲勒基金会给予了慷慨的支持，为我提供了能住在贝拉吉奥的机会，因此我可以在一栋十二世纪的教堂塔楼里快乐地书写，还有幸见到许多学者、诗人、艺术家和音乐家。古根海姆基金会的董事确认了本书的重要性，打开方便之门，还给我机会住进另一处宁静美丽的地方，完成本书手稿。我对塔夫茨大学医学院怀以无尽的感激之情，我是那里的一位教授，还被授予了卓越教师奖。

我应当特别感谢贝斯代特医疗中心。在斯普林菲尔德医疗中心工作的二十五年内，我见证了该组织从一批社区医院中脱颖而出，成长到现在的规模，如今，它是马萨诸塞州西部地区首屈一指的医疗护理机构。由于本书描述的活动大多发生在该医院，首席运营官兼主席马克·托洛斯基，本可以担心这会对医院公关产生不利影响，派律师跟我谈谈——但是，他没有这样做，相反，这家医疗中心既鼓舞人心，又能信任他人。我在贝斯代特医疗中心的任职期间，医院管理者——尤其是年长的副主席洛林·弗林特（我视他为我的圣诞老人）——总会和蔼地支持我的研究工作，与此同时，我的主席本杰明·利品茨恩，持续地引导我实现甚至超越我的学术抱负。在给我公休假完成此项目的问题上，这些人发挥了重要作用。但是，得需要通过我的同事琼·普拉斯、乔伊斯·史密斯、史蒂文·菲谢尔、亚当·米罗、史蒂芬·卢波尔德的额外努力，公休假才得以成为可能。

没有一名专业的文学代理人的忠告和洞见，书不会轻易写就，进而出版，而我则很幸运地拥有卡罗尔·曼的帮助。我特别感谢最初那位技巧娴熟、鼓舞人心的编辑南希·米勒，马特·哈珀后来接手了，继续安排哈珀出版社中许多能干人士，而且还坚定地与我共事，帮助我进一步改善本书。作为一名年轻人（当与我相比时），他有着实干本事、对文学的熟稔，以及对这项任务来说的机敏灵活。

本书写了三位病人的临终状况和停止透析的决定，表现了死亡的某些复杂真相。他们的状况要么引起报纸文章的关注，要么引发犯罪调查，而这些构成了本书的核心，他们中的每一个都进入了公共舆论舞台。我尊重他们的记忆，感谢他们的家人。我希望，任何侵入其隐私的行为，都可以通过揭示这些事件将带给其他人的好处得以平衡。

特别是，我很乐意接触到芭芭拉·迪兰尼恩的孩子们，简和肯，我很高兴能有机会直接感谢他们，感谢他们分享了他们私密的经历。我也很兴奋能联系到本杰明·巴布科克好几个朋友，巴布科克先生和他的家人礼貌地准许我在他最后入院期间录下访谈。他相信，他有一些永不过时的经验教训要表达，而且我必须同意。罗斯玛丽·多尔蒂的儿子吉姆，在我和他的电话交谈和电邮往来中，对我再友好温暖不过了，我很感激他和他家人提供给我关于她生活的额外信息。

270

在本书持续构思期间，我试着想了好几个标题，直到慷慨的作家苏珊·戈登灵光一现，向我建议了现在这个书名。在过去七年内，我采访过数以百计的人，对其中许多来说，"朋友"一词频繁作为形容词出现。实际上，我必须裁掉一些，因为该词一再出现。作为一个相当内向且孤独的人，我惊讶于自己真的跟朋友交谈。而在这致谢部分，我将不会重复直接出现在文本中的名字，但我仍对他们每一个人的参与表示万分感谢。

数量可观的是我的信息源，他们支持了该项目，但他们的名字并未出现在定稿中。下列名单无疑反映了我个人记忆的疏忽，可能并不完整，但我还是想感谢托马斯·萨斯、玛丽莲·奥古斯特、朱迪思·纳尔逊、沙伦·温斯坦、达克斯·科沃特、杰伊·霍尔茨曼、罗里·扎豪雷克、尼古拉斯·克里斯塔基斯、蒂姆·奎尔、凯西·福利、佩尼娜和米基·格莱泽、安东尼奥·阿蒂加斯·拉文托斯、路易斯·卡布雷、马西莫·安东内利、艾拉·比奥克、苏珊·韦伯、黛安·科尔曼、玛格丽特·萨默维尔、汤姆·希金斯、杰拉尔德·格林、安妮塔·萨罗、弗兰克·马罗塔、查德·科斯、邦尼·斯泰因博克、迈克尔·科利尔、菲尔和弗兰尼·莱文、莫迪凯·霍尔珀林、亚伯拉罕·斯坦伯格、阿维诺亚姆·雷切斯，以及查理·萨巴蒂诺。同时，我还想纪念已故的沙伦·史密斯，她支持贝斯代特的护士们，还有加里·赖特，他介绍我们很多人来到姑息医学领域。

我感谢阿莫斯·贝利和德博拉·舍曼的批评，感谢 Y.迈克尔·巴里兰评论以色列新法，《濒死病人法案》的文章。我还感谢以下人士发表的文章和出版物，这些人是沙伦·拉达克、约翰·蒂尔尼、R.阿朗索—萨尔迪瓦、约翰·福贝尔、安德鲁·巴德·施莫克勒、安·阿尔珀斯、罗伯特·法恩、K.约翰逊、凯西·林恩·格罗斯曼、K.西弗森、苏珊娜·皮尤、劳里·鲍勃希尔、N.德米尔索伊、戴维·图勒、威廉·科尔、D.M.戈尔登鲍姆、黛安·迈耶、安德鲁·比林斯、苏珊·布洛克、L.卡布雷、威廉·亚德利，以及劳拉·兰德罗。第六章中的一些材料首次发表在一本医学期刊中，期刊的名字是《姑息与支持性治疗》，我还要感谢该期刊的编辑威廉·布赖特巴特的大度和友谊。

对任何有兴趣了解更多关于这一主题内容的读者，我想推荐一些书和网站。美国安养与姑息医学学会（The American Academy of Hospice and Palliative Medicine）建立了 www.PalliativeDoctors.org 这一网站，它提供了病人及其家属的信息。阿莫斯·贝利的《姑息医学的回答》（Palliative Response）正要出新版，内容涵盖了症状、治疗，以及其他许多相关议题，是本实用的指南。琼·贝索夫和菲利斯·西尔弗曼合编的《生死大事》（Living with Dying）是一本可读性很强的教科书，虽为社工所写，但任何人都可以理解。艾拉·比奥克的《死得其所》（Dying Well），作者是美国安养与姑息医学学会前任主席，这本书抓住了作者的哲学理念，"死亡可不只是一连串需要解决的问题"。A.阿尔瓦雷斯的《野蛮的神祇》是我阅读过的最有趣的一本关于自杀的书，而乔安妮·林恩的《写给普通人的指南》对任何正面对生命终结的人来说，都是最实用的方法。

我需要特别致谢非虚构作者塞思·舒尔曼。与其他人相比，在本书的写作中，他为我提供了最多的直接帮助和积极强化。虽然在什么才算是"最好的"书写方式的问题上，他尽了最大努力不迫使我接受其坚定的观点或偏好，但塞思的影响仍贯穿本书的写作。

格林沃尔基金会及其主席比尔·施蒂宾，持续资助我展开了生命伦理学的研究调查。比尔使我能优先在一个对医学谋杀指控进行多中心研究的项目中与他人合作成为可能，我的合作者有琳达·甘齐尼、伊丽莎白·戈伊、吉姆·克利里、史蒂夫·阿伦斯、纳特·戈尔茨坦，以及鲍勃·阿诺德。

有成千上万名美国人的生命通过透析得以延长，他们在日常生活中取得的成就却很少为人所知。我敬重他们和为他们做透析的职工散发出的能量，也尊敬他们无声地受了那么多苦。然而当我写道，透析病人选择停止治疗，换以一种有尊严的方式死去时，我所说的嫉妒，完完全全是认真的。我主要的职业目标将一直是把姑息医学整合进肾脏学专业，还有进而发现以特定的方式将不适最小化、将充实生命最大化的能力。

最后，如果出版本书让任何人感到痛苦或者尴尬，我想在此致歉。我诚挚地试图理解，准确地表达在很多访谈中我观察到的、被告知的事情，但我可能误解或者错误地解释了某些对话，如果这样的话，请原谅我无意间造成的不适，而且还请知晓，我已尽了最大努力传达我对这一复杂且私人话题的看法。

医学术语原文、译文对照表

active euthanasia　积极安乐死

acute leukemia　急性白血病

advance directives　预设医疗指示

aggressive treatment　侵入性治疗

AIDS　艾滋病

Alzheimer's disease　阿兹海默症

amyotrophic lateral sclerosis　肌萎缩性脊髓侧索硬化症

analgesics　止痛剂

anesthesiologist　麻醉师

antianxiety medication　抗焦虑药物

antibiotics　抗生素

antihistamine　抗组胺药

antipsychotic agent　抗精神病药

artery　动脉

artificial nutrition　人工营养

assisted dying　协助死亡

assisted suicide　协助自杀

barbiturates　巴比妥类药物

bed bath　床上擦浴

bedsore　褥疮

bleeding gastrointestinal ulcer　消化道溃疡出血

blood samples　血样

bowel obstruction　肠梗阻

bowel telescopes　肠胃镜

brain hemorrhage　脑出血

brain tumor　脑瘤

breast cancer　乳腺癌

bronchiolitis obliterans　闭塞性细支气管炎

cardiac arrests 心搏骤停

cardiac arrhythmias　心律失常

cardiovascular disease　心血管病

C Diff　艰难梭菌

chemotherapy　化疗

circulation　血液循环

colonoscopy　结肠镜检查

colorectal cancer　直肠癌

comfort measures only　舒适治疗

complication　并发症

congestive heart failure　充血性心脏衰竭

CPR（Cardio Pulmonary Resuscitation）　心肺复苏手术

dementia　痴呆症

Demerol　地美露

diabetes　糖尿病

dialysis　透析

dialysis discontinuation　停止透析

diarrhea　腹泻

Digoxin　地高辛

Dilaudid　氢吗啡酮

dissecting aortic aneurysm　主动脉夹层动脉瘤

diuretic　利尿剂

DNR（do-not-resuscitate）　拒绝心肺复苏术

dopamine　多巴胺

Down syndrome　唐氏综合征

ductal infiltrative breast cancer　乳腺浸润性导管癌

ecstasy　致幻剂

EKG（或 ECG，electrocardiogram）　心电图

emphysema　肺气肿

endoscopy 内窥镜检查

epinephrine 肾上腺素

feeding tubes 饲管

general medical service 全科医疗服务

geriatrics 老年医学

glioblastoma 胶质母细胞瘤

heart attack 心脏病

heart arrhythmia 心律失常

heart stimulant 心脏兴奋剂

heart rate 心率

hemodialysis 血液透析

hereditary disorder 遗传性疾病

high blood pressure 高血压

Hodgkin's lymphoma 霍奇金淋巴瘤

hospice 安宁病房

hydration 水合作用

hydrocodone 氢可酮

hypertension 高血压

infection 感染

insulin 胰岛素

intensive care unit 重症监护室

intern 实习医生

internist 内科医生

intestinal obstruction 肠梗阻

intussusception 肠套叠

kidney failure 肾衰竭

kidney transplant 肾移植

laxative 泻药

Lasix 呋喃苯胺酸

Lomotil 复方苯乙哌啶片

malpractice 治疗不当

mastectomy 乳房切除术

medical license 行医执照

medical paternalism 医学做主制

metastatic cancer 转移癌

Methadone 美沙酮

Midazolam 咪达唑仑

Mivacurium chloride 米库氯铵

Morphine　吗啡

muscle relaxants　肌肉松弛药

narcotic　麻醉药

narcotic analgesic　麻醉性止痛剂

nephrologist　肾病学家

neuroleptic malignancy syndrome　抗精神病药物恶性症候群

neurological disorder　神经紊乱

neurologist　神经学家

nursing home　护理之家

obstructive pulmonary disease　慢性阻塞性肺病（肺气肿）

oncologist　肿瘤学家

open heart surgery　心脏直视手术

opiate　鸦片类药物

opiate analgesics　鸦片类止痛剂

osteoporosis　骨质疏松症

ovarian cancer　卵巢癌

oxycodone　羟考酮

OxyContin　奥施康定

pacemaker　起搏器

pain medication　止痛药

palliative care　姑息治疗

palliative sedation　缓和镇静疗法

pancreatic carcinoma　胰腺癌

paralytic agent　麻痹剂

Parkinson's disease　帕金森氏症

passive euthanasia　消极安乐死

pathologist　病理学家

pediatrician　儿科医生

peripheral vascular disease　末梢血管病

peritoneal dialysis　腹膜透析

pneumonia　肺炎，急性肺炎

point-of-care　定点照护

polycystic kidney disease　多囊性肾病

progress note　病程记录

progressive functional disability　渐进性功能障碍

psychiatric evaluation　精神鉴定

psychiatrist　精神病医生

radiation therapy　放射治疗

rejection　排异反应

renal failure　肾衰竭

renal replacement therapy　肾脏替代疗法

respiratory rate　呼吸频率

schizoaffective disorders　分裂情感性障碍

sedative　镇静剂

sedation　镇静疗法

sepsis　脓毒病

staphylococcus peritonitis　葡萄球菌性腹膜炎

stroke　中风

syphilis　梅毒

syringe　注射器

tardive dyskinesia　迟发性运动障碍

urinary tract infection　尿道感染

Valium　安定

vascular system　血管系统

vascular disease　血管病

vascular surgery　血管外科手术

vasodilators　血管扩张剂

vasopressor medications　血管加压药

vein　静脉

ventilator　呼吸机

Vicodin　维柯丁

NO GOOD DEED: A STORY OF MEDICINE, MURDER
ACCUSATIONS, AND THE DEBATE OVER HOW WE DIE

By LEWIS M. COHEN, MD

图书在版编目（CIP）数据

死亡的视线 /（美）刘易斯·M.科恩著；孙伟译. -- 北京：北京时代华文书局，2018.5

书名原文：NO GOOD DEED:A STORY OF MEDICINE, MURDER ACCUSATIONS, AND THE DEBATE OVER HOW WE DIE

ISBN 978-7-5699-2305-6

Ⅰ.①死… Ⅱ.①刘… ②孙… Ⅲ.①医学社会学 ②社会心理
Ⅳ.① R-05 ② C912.6

中国版本图书馆 CIP 数据核字 (2018) 第 055824 号

北京市版权著作权合同登记号 图字: 01-2017-5275

Lewis M.Cohen
NO GOOD DEED

死亡的视线
SIWANG DE SHIXIAN

作 者｜[美]刘易斯·M.科恩
译 者｜孙 伟

出 版 人｜王训海
策划编辑｜韩 笑 王雅观
责任编辑｜宋 春 王雅观
封面设计｜赵 瑾
责任印制｜刘 银 范玉洁

出版发行｜北京时代华文书局 http://www.bjsdsj.com.cn
北京市东城区安定门外大街 136 号皇城国际大厦 A 座 8 楼
邮编: 100011 电话: 010 - 64267955 64267677
印 刷｜三河市祥达印刷包装有限公司 电话: 0316-3656589
（如发现印装质量问题，请与印刷厂联系调换）
开 本｜880mm×1230mm 1/32
印 张｜9.25
字 数｜182 千字
版 次｜2018 年 7 月第 1 版 2018 年 7 月第 1 次印刷
书 号｜ISBN 978-7-5699-2305-6

定 价｜49.00 元